阅 读 成 就 思 想……

Read to Achieve

发现系列

金色牢笼
厌食症的
心理成因与治疗

［美］希尔德·布鲁赫（Hilde Bruch）◎ 著

张沁文　朱睿臻　黄骆怡 ◎ 译

陈　珏　许翼翔 ◎ 审译

The Golden Cage
The Enigma of Anorexia Nervosa

中国人民大学出版社
· 北京 ·

图书在版编目（CIP）数据

金色牢笼：厌食症的心理成因与治疗 / （美）希尔德·布鲁赫（Hilde Bruch）著；张沁文，朱睿臻，黄骆怡译. -- 北京：中国人民大学出版社，2023.2
书名原文：The Golden Cage: The Enigma of Anorexia Nervosa
ISBN 978-7-300-31287-3

Ⅰ. ①金… Ⅱ. ①希… ②张… ③朱… ④黄… Ⅲ. ①神经性厌食症－治疗 Ⅳ. ①R749.920.5

中国版本图书馆CIP数据核字(2022)第227872号

金色牢笼：厌食症的心理成因与治疗

［美］希尔德·布鲁赫（Hilde Bruch）　著

张沁文　朱睿臻　黄骆怡　译

陈　珏　许翼翔　审译

Jinse Laolong : Yanshizheng de Xinli Chengyin yu Zhiliao

出版发行	中国人民大学出版社	
社　　址	北京中关村大街 31 号	**邮政编码**　100080
电　　话	010-62511242（总编室）	010-62511770（质管部）
	010-82501766（邮购部）	010-62514148（门市部）
	010-62515195（发行公司）	010-62515275（盗版举报）
网　　址	http://www.crup.com.cn	
经　　销	新华书店	
印　　刷	北京联兴盛业印刷股份有限公司	
规　　格	130mm×185mm　32 开本	**版　次**　2023 年 2 月第 1 版
印　　张	8　插页 2	**印　次**　2023 年 2 月第 1 次印刷
字　　数	120 000	**定　价**　69.00 元

献给那些帮助我撰写这本书的极瘦的孩子们

本书赞誉

读这本书让我产生一种错觉，似乎作者跨越了45年的时空在注视着我国厌食症患者和家庭这个群体。因为从她的讲述中，我看到了我的患者和他们的家庭正在经历的一切。作者提到的治疗，无关任何一个流派，而是基于对疾病和个体全面的理解和务实的精神。如果你或你的家人被诊断为厌食症，相信这本书可以帮到你。

李雪霓
北京大学第六医院心身医学科主任
进食障碍诊疗中心副主任
精神科主任医师，医学博士

多年以来，进食障碍的患病率在全球范围内不断攀升，而进食障碍中死亡率最高的神经性厌食让专业人士都颇感棘手和充满挑战，与之相关的著作也极为稀缺。本书作者希尔德·布鲁赫是治疗厌食症的先驱，早在 1978 年就出版了这本介绍神经性厌食的科普读物，她基于真实治疗体验所得出的对厌食症病因的理解和颠覆性的治疗理念，时至今日依然发挥着巨大的影响力，是进食障碍领域不可错过的一部代表作。

全书通过一个又一个生动鲜活的例子，层层深入，帮助我们系统地了解了厌食症患者的内心世界，强调了饥饿状态、童年经历、家庭模式、自我欺骗和错误认知等综合因素在厌食症的产生和持续中发挥的作用，对传统精神分析居高临下的治疗姿态进行了反思，用一种全新的疾病观来看待症状，并超越了对体重增加的简单认知。布鲁赫认为，我们可以用更加宽容友好和非病理的方式去理解厌食症，尊重、关心和认可每一个具体的人。尽管治疗工作是缓慢和困难的，但当我们运用正确的方式打破人为模式铸造的牢笼时，每一位厌食症患者都可以重新获得自由，更好地理解自己和他人，更积极地参与生活，获得真正的幸福感。

张 婍

暂停实验室饮食 EBP 主创

心理学博士、美食心理学创始人

北京联合大学师范学院心理系副教授

这本书让我有了一种想对话的冲动，让我回想起了那些隐藏在记忆深处羞耻的、偏执的、固着的经验。被迫吃不喜欢的东西、为了减肥而节食、厌学的时候躲在宿舍吃到吐……许多和食物有关的纠葛，背后都有着控制、规训、凝视的影子，藏着受伤的灵魂、糟糕的关系、对自我的不满……尽管没有得到过确诊，也没有过因此而生命濒危的经验，但是阅读这些故事，仍然让我感到了莫大的安慰，也让我更加理解身边进食障碍朋友们一路走来所要面对的挑战。

好的精神健康书籍，会在最受困扰的人群和最不了解这类现象的人群之间建立起一个桥梁，人们能够从中通过大量的细节获得准确的洞察，同时读到极其个性化的经验和作为人类所面对的普遍困境。一个诊断，一种分类，其最大的意义就在于可以为有着困扰经验的人提供了解自我和世界的入口、创造对话的契机，而非否认人的优势和潜能、将人窄化到一个标签，或是以科普之名创造异类。

在进食障碍的民间公益行动当中，我看到了许多来自亲历者自身了不起的努力和联结，大家超越了自身的经验，不仅仅以亲历者的身份去发声，也更积极地影响学界和业界，生产出更具主体性的知识和经验，这本书的翻译也是这种伟大工作的一部分。很开心，很幸运，能与这本书相遇。

小　卡
刺鸟栖息地负责人

V

《金色牢笼》是一本有关厌食症的经典通识读物，出版 40 年来仍旧畅销不衰。作为进食障碍领域的重要人物，希尔德·布鲁赫在这本书里通过平实亲切的语言向我们介绍了厌食症的症状、理论和治疗，更重要的是，她通过对一个个厌食症亲历者的人生及复原故事细致入微且饱含真情的讲述，让普通读者得以走进厌食症亲历者的心身世界，让专业从业者得以从更完整的家庭脉络去理解厌食症。这本书也无疑给更多的厌食症亲历者和他们的家庭带去了慰藉与希望。我想，在更普遍的意义上，对于厌食症的认识，也是对自己与自己身体的关系的重新认识，同时也是对当下"以瘦为美"的主流审美观念的批判性重思，因此与所有人都有关系，这本书值得所有人阅读！

姚　灏

上海市精神卫生中心精神科医师

心声公益创始人

人类的悲欢并不相通，你永远无法与别人达到百分之百的共情，但人类的可贵之处在于，即使明知无法完全共情，也依然会尝试与他人沟通并理解他人。或许他／她是我们的家人和朋友，或许他／她只是一个陌生人，也或许他／她就是你，他／她和你我看起来都一样，又似乎不太一样。《金色牢笼》就是这样一种尝试，书中用大量实际的鲜活案例，串联起关于厌食症的前因和后果，阅读他们的故事，就是沟通和理解的起点，或许也是改变的开始。

陈　锐
中国社会心理学会理事
中国传媒大学传播心理研究所副教授

希尔德·布鲁赫在 20 世纪 70 年代所完成的这部极具前瞻性的跨学科力作，对于活在当下的我们如何在心理、文化和社会层面深化对进食障碍的认知和感悟，尤其是身体形象与自我感知和体验之间的关联性，有着难以替代的学术价值和现实意义。

潘天舒
复旦大学人类学民族学研究所所长
上海人类学学会副会长

中文版序

厌食症（anorexia），全名为神经性厌食（anorexia nervosa），指的是个体通过有意严格限制进食，使体重明显下降并低于正常值而导致生理、社会功能损害的一类精神障碍，为三大进食障碍（厌食症、贪食症和暴食症）之一。厌食症患者体重过低、营养不良，常导致全身脏器出现继发性病症，严重者会因多器官衰竭致死，死亡率高达5%~20%，是精神科死亡率最高的疾病。令人费解的是，患者即使骨瘦如柴，仍然感觉自己胖。他们否认疾病的严重性，拒绝就医治疗，即使在家人的迫使下就医，也很难和专业人员保持持久合作，常会在治愈前脱落。目前精神科也尚无特效药让患者改变饮食习惯、改善营养。以上这些原因均导致厌食症的治疗成为精神科的一大难题。

"神经性厌食"最早由英国医生威廉·格尔爵士（Sir William Gull）和法国医生查理斯·拉赛格（Charles Lasègue）于1873年命名，至今已有150年的历史。20世纪中叶，厌食症曾一度被西方学者认为是"西方文明病"且"仅见于西方发达国家"。然而，随着全球化和经济的快速发展，特别是在我国20世纪80年代改革开放后，西方"以瘦为美"的审美观也随着媒体逐渐传播到了我国。进入21世纪后国内进食障碍患病率快速增长，尤其是近年来随着网络和社交媒体在青少年和年轻人中普及，以及"好女不过百""A4腰、直角肩、筷子腿、锁骨放硬币、反手摸肚脐"等畸形审美观的广泛传播，包括厌食症在内的进食障碍正严重并快速影响着越来越多女性为主的青少年和年轻人群体，这一点在来自医疗机构、学校、网民的调查数据中均有体现。中国疾病预防控制中心（CDC）国家营养和食品安全研究所做的"中国健康与营养调查"项目发现，2009年、2011年和2015年进食障碍患病率（11~50岁人群）分别为5.88%、5.99%和6.91%，呈现不断增高趋势。

面对我国当前这一严峻状况，作为医治厌食症的主力军，精神科医师该做些什么？20世纪美国著名精神病学家希尔德·布鲁赫撰写这本科普书《金色牢笼：厌食症的心理成因与治疗》(*The Golden Cage : The Enigma of Anorexia Nervosa*)，便给国内精神科医师做出了很好的示范。当时美国的厌食症发病率与日俱增，布鲁赫意识到，进食障碍专业人士仅在同行圈内发声远远不够，还需与更广大的人群展开对话，于是在1978年，年逾七旬的她推出了这本面向非专业人士的科普书。该书一经出版立即成为经典，先后被译成法语（1979年）、日语（1979年）、意大利语（1983年）、德语（1998年）、西班牙语（2001年）等多种文字出版，英文版于2001年由哈佛大学出版社再版。该书受到了全世界广大读者的关注和喜爱，它帮助读者们揭开了厌食症之谜。这次中文版的翻译，无疑也会让更多的中国读者了解并理解厌食症。

虽然这本厌食症科普书出自美国精神科医生，然而，正如上海市精神卫生中心进食障碍诊治中心客座教授、当代著名进食障碍专家、斯坦福大学进食障碍项目主任詹姆斯·洛克（James Lock）教授所说，"神经性厌食没有种族或文化界限，当它来袭时，它会以同样可怕和难以理解的力量到处袭击"。虽然现在离本书英文版首次出版已有45年，然而，厌食症疾病的本质并没有随着时间发生改变，透过布鲁赫医生的文字所展现出来的对厌食症患者富有同情心的尊重和理解永远不会过时，甚至在强调心身整合治疗的当下显得更为重要。正如本书书名中"金色牢笼"所隐喻的那样，厌食症患者生活在一个金色的牢笼之中，外表光鲜亮丽，但内心却充满了不自由和无力感，无论是数十年前还是当今的厌食症，无论是西方还是东方的厌食症，都是如此。而治疗的过程就是逐渐打开牢笼、解放心灵的过程，这是所有厌食症患者治愈的必经之路。布鲁赫用此书向世人证明，对厌食症患者内心体验的深刻理解和共情，可以是打开金色牢笼的一把钥匙。

厌食症的病因迄今尚未被完全阐明，涉及生物、心理、社会文化等多因素，现代的治疗原则是，精神科医生需要联合营养学家、内科医生、儿科医生、心理治疗师等不同领域专家开展多学科治疗。而这一心身整合的厌食症治疗理念，早期也受到布鲁赫治疗理念的影响。

布鲁赫被认为是现代"神经性厌食"概念的主要塑造者。她1904年出生在德国的一个犹太裔家庭，1929年毕业于弗莱堡大学医学系，1934年移民美国后，最先就职于哥伦比亚大学附属婴儿医院及该校儿科系内分泌研究所，主要从事儿童肥胖症相关的研究和临床工作。1941

年，她前往约翰斯·霍普金斯大学学习精神病学，师从弗丽达·弗洛姆 – 赖克曼（Frieda Fromm-Reichmann）和哈里·斯塔克·沙利文（Harry Stack Sullivan）等精神分析大家，并开始从精神分析的视角理解肥胖症。她认识到，异常的进食行为往往是个体试图解决情感或人际问题的一种方式。这对她后来的工作产生了深刻的影响。

与此同时，布鲁赫愈加频繁地接触到另一种与进食和体重相关的疾病，即神经性厌食。第二次世界大战后的西方世界一片繁荣安定，却有越来越多的年轻女性自愿挨饿，变得极度消瘦。对于这种疾病，当时的医学研究主要关注其内分泌、代谢等生理改变，很少对其心理因素进行深入探讨。在治疗方面，儿科或内科医师强调体重纠正，而不是对患者的内在体验的理解与改善，虽能在短期内改善营养指标，却容易复发，不利于疾病的根治；精神分析师则常拘泥于谈话治疗，耽误了对营养不良本身的干预，使重症患者陷入"越谈越瘦"的危险境地。而布鲁赫的工作打破了这一心身割裂的僵局。1973 年，她将数十年的研究成果整理成《进食障碍：肥胖、神经性厌食与其中之人》（*Eating Disorders: Obesity, Anorexia Nervosa, and the Person Within*）一书进行出版。具有儿科背景的她清楚意识到饥饿对个体心理功能的直接影响，毫不含糊地指出极低体重的厌食症患者优先改善体重的必要性；同时，凭借细致的观察和深厚的精神分析功底，她对厌食症产生和维持的心理过程进行了极为准确的描绘和透彻的剖析，呈现了其精神障碍的本质。可以说，她的《进食障碍》一书重塑了现代医学界对神经性厌食的认识，兼顾躯体治疗和心理治疗，是一本里程碑式的学术巨著。

本书则是布鲁赫的另一本相关的学术经典著作。这本书既不堆砌艰涩的术语，也不罗列枯燥的研究数据，而是将重点放在厌食症患者的主观体验上，用平实的叙事勾勒一个个挣扎的人生，引起了很多人的共鸣。在叙述案例的同时，布鲁赫恰到好处地将简洁的分析穿插其中，将抽象的心理学概念化为无形，将厌食症患者难以名状的感受变得容易理解，加深了读者的理解。这本书深入浅出，阅读此书，会让患者感同身受，更好地理解自己；能让帮助他们的亲友和专业人员在理解的基础上共情，在提供支持时感到更有信心。

布鲁赫在此书出版七年后与世长辞，她生平的工作，促成了厌食症从内科疾病到精神障碍、从不可理解到可理解、从难治到可治的转变。作为一名长期从事进食障碍诊治的精神科医师，非常期待本书中文翻译版的问世，这是中国精神科医师对作者布鲁赫最好的纪念和致敬！

最后，感谢本书的译者张沁文、朱睿臻和黄骆怡，她们分别是国内多年来专注进食障碍的科普者、上海交通大学应用心理学专业的硕士研究生、加州大学伯克利分校心理学和认知科学双专业学士，她们对进食障碍科普的热情和精益求精的文字翻译，使得这本经典著作的中文版得以问世。感谢上海交通大学医学院精神病与精神卫生学博士许翼翔和我共同审校，保证了本书的学术严谨性。

不论你是希望自身改变的厌食症患者，还是渴望帮助厌食症患者改变的家人、朋友，或是希望改变厌食症患者的医生或治疗师，你都有可能像过去几十年全世界无数的其他读者一样，从这本书中找到那个改变的起点。

陈　珏

医学博士、主任医师

上海市精神卫生中心临床心理科主任

进食障碍诊治中心负责人

中华医学会心身医学分会进食障碍协作学组组长

2022 年 11 月 30 日

再版序

在过去的 25 年里，我一直在用各种方式思考着希尔德·布鲁赫在本书中提出的问题。在 1978 年的秋天，我作为一名临床心理学研究生，在一所位于中上阶层社区的私立女子学校实习。正是在这里，我第一次遇到了一群患有进食障碍的女生，于是我开始思考为何这样聪明、敏锐，且有特权的女生会从自我发现和教育的轨道中偏离而对体重如此在意。三年之后，在一所男女混读的精英学校，我发现了同样的问题，我惊讶于竟有如此之多的女孩因为进食障碍前来咨询。

让这些女孩前来咨询的问题是所有青少年都可能会遇

到的，这些问题令人不安，比如普遍存在的不安全感、身处离异家庭、抑郁情绪、和室友的冲突、因个性与其他女生产生的冲突、学业上的挣扎、受伤或被虐待的关系。但她们都有着相同的症状：对进食保持高度警惕；进行强迫性运动以至于到痛苦和自我伤害的地步；体重减轻；对体重增加感到恐惧和惊慌；对食物感到恐惧；对保持医学上健康的体重感到恐惧。作为一名咨询师，当这些女孩似乎蔑视最基本的生理或情感需求、当她们似乎觉得自己因为不够瘦而不配得到任何东西时，我又能够做些什么去影响她们呢？似乎所有来找我做咨询的女学生都真心相信，只要她们的体重能够减轻，那一切问题都能迎刃而解。

学术文献通常将青春期描述为自我发现和自我分化的时期，在这一时期，挑战权威和打破现状的意愿，以及创造力的迸发和生存的焦虑会同时出现。然而，我遇到的这些女孩并没有在个性和自我接纳方面进行积极探索。她们只是重复着自我贬低的话——如果我再瘦一点就好了，如果我再高一点就好了，如果我能减掉5磅[①]、10磅、15磅、20磅、25磅、30磅就好了。

---

① 1磅约等于0.45千克。——译者注

对我而言，幸运的是，我可以为此做点什么。我在哈佛大学的研究生导师卡罗尔·吉利根（Carol Gilligan）要求我找到一个我所热衷的研究课题。由于当时关于进食障碍的信息非常少，我下定决心要发现为什么这么多女孩会突然患上这种疾病，以及如何才能解决这个问题。希尔德·布鲁赫是我找到的第一个描述这类问题的作者，因此她的书成为我的主要信息来源，也是我的灵感来源。

希尔德·布鲁赫对患有神经性厌食①的女孩有一种美好的同情心。在布鲁赫的年代，许多精神分析文章都对厌食症女孩持有居高临下的态度，暗示她们存在操纵性、婴儿式性欲、对口腔受孕的恐惧等特征。而布鲁赫在语言中表达出来的对女孩的尊重令人耳目一新，并且她显然非常关心她的患者，把她们视作独立的个体。在她的每个案例研究中，我都能听到她的患者在说话，因此我更能理解我自己的患者。像布鲁赫的患者一样，我的许多患者都被介绍给一个又一个的医生，她们不是被专业人士说话的方式吓到了，就是因此被伤了自尊："如果你不马上增加体

---

① 神经性厌食可简称为厌食症，两者意义相同。本书将在涉及历史文献、诊断标准、学术研究相关内容时使用全称"神经性厌食"，而在一般性描述中可能会使用简称"厌食症"，以避免赘述。——译者注

重，我就要把你送进医院，把管子插进你的喉咙，把你养胖！""吃就好了！"

在这种环境下，布鲁赫的著作在最合适的时间问世了。她给了我们一本专业人士可以使用的书，这本书说明了治疗厌食症女孩存在的许多挑战，比如在治疗前需要恢复体重，以及需要温和地处理她们真实的思想障碍。在贪食症被命名并确定为一种特别的进食障碍之前的几年，布鲁赫就注意到在厌食症的康复过程中往往会存在转变为贪食症的现象。她对患有厌食症的女孩真诚的尊重和同情，以及她向医生、教师、学校辅导员和家长介绍这一问题的能力，是她对这一领域的第一个重大贡献。

布鲁赫不仅帮助我们了解患有进食障碍的女孩的内心世界，她还引领人们去设想如何治疗这些患者。她用她美好的方式教导女孩了解她们疾病的本质，用更宽容友好的方式进行治疗。她向患者们展示了如何认识到身体真正的饥饿感、自己对食物的迷恋以及各种心理渴望。她智慧地强调了立即向患者传递以下信息的重要性，即她们的症状是有意义且协调的，可以用非病理的方式加以理解。布鲁赫指出，当女孩正在日渐消瘦时，长期的、以分析和洞察为导向的治疗是无用的。同时，她强调，对于重病患者，最迫切需要的是先恢复她们的体重。她对传统的精神分析治疗方法提出了质疑，她认为这些方法有可能会重演患者早先在关系中的创伤性经历。当时出现了关于女孩是如何被社会化为"好女孩"和患者的新研究，布鲁赫的方法与这些新研究相吻合，并且她强调发展一种互动的治疗方法。也许最重要的是，布鲁赫强调有必要与那些既不信任治疗师却又顺从的患者建立一种真诚的关系。

20世纪80年代初，在一所顶尖医学院，我主持了一个关于如何以最好的方式治疗厌食症的会议。每位专家都提出了自己独特的方法：精神分析、家庭治疗、认知行为疗法或心理动力学。很快，大家都开始欣赏并使用彼此的方法。我想不出还有哪种心理障碍需要如此多层面和跨学科的方法来进行康复治疗。许多患者在康复过程中会使用不同的治疗方法，包括人际关系治疗、自信训练、家庭和团体治疗、认知行为疗法和减压治疗。现在人们普遍认为，除了心理治疗专家，一个综合治疗团队还包括营养学家、内分泌学家和精神药理学家。

布鲁赫明显对厌食症患者的母亲更加严厉。我也见过一些母亲，她们自己也处于心理痛苦之中，她们用一些刻薄的言语来折磨她们患病的女儿，比如："假期时你的肚子都挂在蓝色牛仔裤上了！""如果你很胖，没有人会愿意娶你！"我也曾与一些父亲交流，他们用诸如"你今天去健身房了吗"这样的问题来审问他们体重正常的女儿。他们这样问并不是因为担心女儿运动过度，而是因为担心女儿发胖。有些父母甚至威胁要收回大学学费，除非他们的女儿"停止服用泻药并停止治疗"。幸运的是，这样的父母越来越多地成为例外。有许多父母对女儿突然陷入厌食症感到焦虑。他们爱他们的女儿，爱她们原本的样子。有时，女儿出现进食障碍本身就会造成家庭混乱。在这些情况下，家庭不是主要的致病因素。我们不能再对患者做出假设，也不能对她们的家庭做出判断。然而，我们应该也必须对更宏观的社会环境进行问责，去拷问后者在促成厌食症风潮和引导女孩们将进食障碍作为应对策略的过程中所扮演的角色。

在布鲁赫对厌食症的广泛理解中，最薄弱的环节也许是她无法对"时尚对苗条的高度强调"进行批判性思考，还有她对女权运动在进食障碍中的作用的错误理解。布鲁赫认为，女性可获得的新机会使女孩感到"被大量的潜在机会淹没，她们'应该'实现这些机会，她们面临着太多的选择，而且她们害怕做出错误的选择"。尽管许多患有厌食症的女孩确实对生活上的选择感到不知所措，但在个人和家庭背景之外追溯这种信心不足的来源也是非常重要的。事实上，20世纪60年代的女权主义者正在寻找布鲁赫对厌食症的描述中所体现的那种力量，"一种被承认为个体的权利……被培养，被关心，被认可"。

极其具有讽刺意味的是，就在妇女要求从性别限制的文化牢笼中解脱出来，并在男性主导的世界中"抛头露面"的历史时刻，出现了一种对成年女性来说完全违背自然的审美观——极度纤细的腰。虽然社会衡量年轻女性吸引力的首要标准仍然聚焦在其身体上，但体现价值的关键从性特征转移到了体重上。布鲁赫洋洋洒洒地描述了那些最有可能获得成功的女孩所经历的压力和痛苦，他们在新时代中被给予了新的机会。也许这并不奇怪，当成功在文化上的定义包括了达到极度消瘦，那些最有可能获得成功的女孩就会首先倒下。突然间，我听到胖女人或仅仅是身材高大的女人被人们贬低，就像人们过去对性活跃的女人所做的评判一样——"没有自制力、没有自尊、贫穷、愚蠢、沮丧、绝望，是个失败者"。瘦似乎取代了贞操成为女性价值的关键，对一个女人道德品质的评估从她何时性活跃转移到了她吃什么。

虽然所有的女孩和所有的女性都会接触到时尚行业，但并不是所有的人都会发展成厌食症。事实上，一些女孩有饮食紊乱行为，她们偶尔禁食，做清除行为（自我催吐或服用泻药、利尿剂等），暴饮暴食，但从未完全发展成进食障碍。近些年，肥胖已经成为国家性的健康危机，并且一种被瘦身和限制饮食的风潮所吞噬的文化很可能塑造出一个个体重忽高忽低的节食者（yo-yo dieters）和暴饮暴食者。自从布鲁赫出版本书后，进食障碍已经成为美国青少年女性中第三大常见的慢性疾病。厌食症已经蔓延到各个种族，影响到中产阶级和底层背景的女孩。对于某些进食障碍，西班牙裔和美国原住民女孩的患病率和白人女孩相似。在黑人女性中也发现了类似的贪食症患病率，并且最近的一项研究表明，她们使用泻药和利尿剂的比率可能高于白人女性。显然，我们需要加深对进食障碍的理解，并且需要重新审视哪些群体处于风险中。

感觉自己肥胖已经成为感觉不安全、不被重视、害怕或焦虑的代名词。在厌食症中，人的潜在感受更加极端，往往代表着被编码在身体语言中的深刻创伤。对于患有厌食症的女孩来说，她们的身体充分说明了她们为了自我接纳和建立安全感而进行的压倒性斗争。在治疗中，我们会努力发现女孩自我中所有不可接受的"肥胖"部分是什么。对于患有厌食症的女孩来说，有任何需求就是失败。瘦证明她已经得到掌控权，甚至可以说是已经克服了对安全、接纳和情感滋养的基本需求。由于患有进食障碍的女孩或女性很难相信自己可以向他人寻求帮助或依赖他人，她们转向从控制饮食和对纤细的幻想中获得支持。这些以文化为媒介的幻想变成了一种神奇的保护。

究竟为何女性的需求和欲望对社会如此具有威胁性，为何这些女孩如此排斥自己的需求和欲望？进食障碍从字面上和象征意义上体现了对女性具身化权力的深刻反抗。矛盾的是，即使一个女孩没有需求，她也会有一种巨大的力量：她对自己保持着一种几乎非人的控制。因为这样她就与其他人不同，她确实很特别。但与此同时，她也降低了她的野心、渴望和对他人的期望，并失去了她对于自己在这个世界上占据空间的权利的信念。

近年来，进食障碍的发病年龄范围有所扩大。我接到了9岁孩子的母亲和60岁女性的丈夫打来的电话，询问自己是否应该担心。令人沮丧的是，尽管导致进食障碍的潜在风险因素可能不同，似乎没有哪个女性群体对这些有害的症状免疫。对于有色人种的女孩来说，她们面临着同化、文化适应、种族文化身份发展的问题，以及每天都可能遇到的种族歧视和贫困的创伤。这些可能使她们更容易受到某些类型的进食障碍的影响，如长期暴饮暴食和肥胖。就像她们的白人姐妹一样，患有进食障碍的有色人种少女因为她们的疾病而感到自己很特别、被认可和强大，她们因此感到自己被赋予能量，有种优越感并能控制她们的周围环境。当她们进行第一次高强度减肥时，她们不知道这种疾病会如此迅速地控制她们。

此外，认为进食障碍是只发生在女性身上的健康问题的观点已经不准确了。男性的进食障碍和身材焦虑情况一直在增加。理想男性的文化形象已经倒退到父权制的标志上：强壮的、强硬的、有完全自控力的男人。十几岁的男孩现在担心自己是否"健美"或是"有六块腹肌"。

有一个价值数十亿美元的行业，依靠人们认为自己长得不够标致的感觉而生存。也许这本书中最为广泛提及的主题是"对过度瘦弱的不懈追求"，这也是厌食症的标志。人们不必深究，就会发现瘦仍然是我们的文化对美的定义的显著特征。现在的情况比 25 年前更加严重，因为现在被描绘的身体甚至可能不完全是真实的。模特和女演员经常通过整容手术重新塑造自己的形象，之后他们的形象还会被计算机技术进一步改变（软件里的"美颜"功能）。

暴食障碍、贪食症和厌食症的患病率在美国和全世界似乎都在上升。这些由于文化而得到维持的疾病可能是所有精神疾病中死亡率最高的，它们根本不应该存在。如果时尚广告像香烟广告一样有来自外科医生的警告信息，那不是很好吗？"警告：本广告中的模特没有健康的女性身体。这张图片被修改过，她的体重很低，患有神经性厌食，非常危险。"

我们对导致进食障碍的文化因素的了解，比我们预防或治疗进食障碍的能力要强。令人沮丧的是，关于初级预防的研究表明，教授学生有关进食障碍的知识实际上有可能鼓励这种疾病的发生。目前的预防项目集中在给所有年龄段的儿童提供在健康、媒体素养、体重/身材/体形的偏见、自我接纳和自尊、行动主义等领域的教育。很明显，对瘦的迷恋是关于权力、尊重和成功的，而不仅仅是关于健康的。

在过去三年里，我一直在与哈佛大学进食障碍中心的丽莎·斯约斯特罗姆（Lisa Sjostrom）合作，研究和开发一个名为"充满自我：推进女孩的力量、健康和领导力"

的预防项目。这个标题来自我曾经让 12~14 岁的男孩和女孩"转向你旁边的人，描述你喜欢自己的五件事"的经验。男孩立即开始说"我很有趣，我跑得快，我对玩任天堂游戏很在行"，等等。女孩则尖叫道，"不可能，这太难了"或者"让艾米告诉你我的情况"。她们觉得要在"听起来不像个坏女孩 / 势利眼 / 高傲者"的情况下宣示自己的优势是件很困难的事。我们试图教导女孩，了解和喜欢自己是件好事，在自私和无私之间是有一个中间地带的。

在这个项目中，处于进食障碍行为高危期的 13~14 岁的女孩探讨了一系列主题，包括把体重主义视作社会正义问题、抵制不健康的媒体信息的方法、积极思考和行动的力量，以及在学校、家庭和更广泛的世界中参加活动的方法。女孩们学习识别"瘦导向成功"的文化等式，并理解其不公平性。她们学习如何抵制自己的体重主义，并在面对嘲笑和欺凌时站出来支持对方。她们还学习识别各种饥饿感——对食物、对想法、对孤独、对友谊的渴望，并且学习如何滋养她们的多种欲望，以及如何在不使用食物或强迫性运动的情况下处理压力。这些女孩继续为 8~10 岁的孩子（他们正处于呈现进食障碍思维和身体批评的媒体信息开始饱和的年龄）讲授一门名为"把体重扔掉"的课程。我们还希望这些女孩中的每个人都能学会如何保持健康的饮食习惯，如何在不厌恶身体的情况下与他人联结，以及如何认识到自己可以生活在现在的身体中而对自己感觉良好。

在本书中，布鲁赫动人地描述了患有厌食症的年轻女性如何渴望感受到她们自己本身是重要的，而不是因自己做什么而重要，并渴望有自由选择自己的成功标准。许多成年人似乎与人类的基本需求脱节，比如与我们自身的联结、和好朋友的联系、对社区的归属感、不期而遇的平静时间，以及对能够让我们的孩子得到很好的爱和安全的信心。我们的孩子也应该注意到这些问题，这是否令人惊讶？

从进食障碍中康复需要巨大的勇气。你必须敢于相信自己，并相信别人会因为你的本性而看见你并重视你。如果厌食症是关于"压抑的愤怒、对生活的恐惧、需要自我控制和低自尊的感觉"的，那么对女性和男性来说，进食障碍则反映了一种针对女孩和女性的文化障碍，让她们难以感知快乐、活力、有控制感和接纳现实生活里的不完美。

凯瑟琳·斯坦纳 – 阿黛尔（Catherine Steiner-Adair）
教育学博士

前　言

　　新的疾病并不多见，而一种有选择性的，好发于年轻、富有、美丽的人身上的疾病此前更是闻所未闻。但是这种疾病现在正在那些家境优渥并接受过良好教育的女孩们中蔓延。不仅仅是在美国，在其他富裕的国家也是如此。这种疾病最主要的症状是极度饥饿并让患者体重急剧下降。我们常听到大家形容患者："她看起来就像集中营里的受害者那样。"

　　从字面上来讲，将这种疾病称为一种新的疾病是不严谨的。早在100多年前的英国和法国，这种疾病就已经被简略描述过，并且被当时一位杰出的英国医生威廉·格尔爵士命名为神经性厌食。甚至有比这更早的观察记载，在1689年，理查德·莫顿（Richard Morton）似乎也描述了这种疾病，他将其描述成一种"神经性的消耗"。他在其观察记录中生动清晰地形容患者像"一具被皮肤紧紧包裹的骷髅骨架"。

然而，我依旧将它称之为一种新的疾病。因为在过去的15~20年间，神经性厌食的发病率骤然增加，而之前它属于极为罕见的疾病。那时很多医生在医学院里听说过这个名字，但是他们从未遇到过真实病例。现在，神经性厌食已经普遍到成为当前高中和大学里的重要问题。人们可以称其为一种没有传染源的流行病，而这种流行病的传播要归因于心理 – 社会因素。令人困惑的是，为什么这样一种残酷的疾病会影响到年轻健康的女性，尤其是那些在优越甚至有些奢侈的环境中长大的女孩。神经性厌食也会发生在男孩身上，通常在青春期前期发病，但是数量少得多，可能不及青春期女孩案例的十分之一。这种疾病极少影响贫困人口，而且不曾在发展中国家的文献记录中有记载。最近的一个调查显示，在英国的私立学校和寄宿制学校里，大约每200个女孩里就有一个女孩饱受神经性厌食的困扰。在公立学校里，神经性厌食的发病率要低很多，大约在 3000 个学生中只有一个病例。

目前，我们只能猜测为什么这种疾病更容易影响富裕优渥的家庭，以及为什么这种疾病在近 15~20 年间变得如此普遍。这方面还没有系统的社会学研究。我很倾向于将其与时尚圈对苗条和纤细的过分关注联系起来。孩子的妈妈或者姐姐可能会通过她们的行为和反复告诫来强化保持身材的紧迫性。家中有超重的姐姐或者表亲不是一件罕见的事，年幼的孩子由此观察到了肥胖可能带来的痛苦。杂志、电影也在传达同样的信息，更是在电视上反复出现，日复一日地误导着观众：一个人只有在苗条时才能被爱和尊重。

另一个相关因素是当今的社会使得女性拥有更多发挥她们才华和能力的自由。女性在成长过程中可能会把这种自由当作一种命令，觉得自己有义务做出一些杰出的、优秀的事情。我的很多患者都表示，她们被各式各样的机会和选择压得喘不过来气，觉得自己"应该"实现这些事，但她们面临的选择实在太多了，她们很害怕不能做出正确的选择。其中一位患者把这种压在现代青春期女孩肩上的使命感形容为像一位 40 岁的公司高层在心脏病发作前感受到的压力。还有一种可能导致神经性厌食更频繁发生的因素是越来越开放的性自由。

　　无论是哪种原因造成了目前的高发病率，神经性厌食确实在近年变得更加普遍了。这已经影响到我们对这个疾病的理解。从 1960 年开始，厌食症患者数量增长的情况在不同国家被报道，比如俄罗斯、澳大利亚、瑞典、意大利、英国和美国。现在，更多人认为，神经性厌食是一种特殊的并且伴随着明显特征的疾病，即对极端苗条无休止的追求。区别于那些由其他因素导致的体重下降，原发性神经性厌食的患病率在逐步增加。而且人们也意识到，神经性厌食的命名是不恰当的，只不过因为该名称已经被广泛使用和接受，人们依旧会延续使用这个名称。厌食症看似意味着缺乏食欲，然而，虽然厌食症患者大幅地减少其食物摄入，但这并不是因为他们缺乏食欲或是缺少对食物的兴趣；相反，这些青少年发狂般地痴迷于食物和进食，但他们认为自我否定和规训是最高尚的美德，并且将满足自身的需求和欲望谴责为自我放纵。

　　我们要如何解释这种矛盾的行为呢？在我之前的一本书《进食障碍：肥胖、神经性厌食与其中之人》中，我总结了我在自身行医过程中的观察。在那本书里，我提炼出以下观点：对于身体和身材的过分关注以及对于进食的严格控制是青少年在发展中的晚期症状，他们绝望地对抗着被奴役和被剥削的感受，没有能力主导自己的人生。在对于身份和自我的盲目找寻过程中，罹患厌食症的青少年不愿意接受父母和身边的环境所提供给他们的东西。他们宁愿忍受饥饿也不愿继续一种和解的生活。我之前的研究主要关注厌食症患者在疾病发生前的特征，其中有三种典型的心理功能紊乱：（1）严重的体象障碍，即他们看待自己的方式；（2）对内部和外部刺激的错误解读，其中最明显的症状是不准确的饥饿感；（3）一种麻木的无力感，即深信自己无力改变生活中的任何事情。我们恰恰需要以这种与生活问题相关的无助感为背景，来理解厌食症患者掌控身体和身体需求的疯狂。厌食症患者是无畏且固执的，给人的第一印象通常是强大且有活力的。

《进食障碍》那本书基于我对于70位厌食症患者的观察，他们中的10位是男性，其余都是女性。在该书出版后，我收到的关于棘手的、难治性病例的问题与日俱增，至少有300多封来自患者和他们的父母，以及参与治疗的医生和医院的询问信件，这些信件的内容往往很长。我在大量的咨询中见到了60多个像这样有困难的患者和他们的家人，有些咨询持续了一周或更长的时间。约有20名患者愿意接受或多或少的心理治疗。

而为了说明本书中的各种观点，我将引用大量历史记录中的简要情节，同一个患者可能以不同的姓名出现在不同的情节描述中，以此来保护患者的个人身份信息。这些年轻人来自相当不同的背景，但当我第一次观察他们时，他们的行为和表述都惊人地相似。如果前面的例子听起来有些重复，这恰恰反映了这一事实，即饥饿的影响和反应有着惊人的相似性。而在康复过程中，个人的特征逐渐开始重新出现。

我看到了许多被忽视、被不幸地延误治疗或被给予不适当甚至有害治疗的病例，这些使我确信我们需要更多关于这种疾病的详细信息。这本书的写作目的是希望在几乎不可逆的慢性病症发展之前，就能帮助人们及早认识到厌食症，更好地理解青少年患者。我将借鉴我在过去几年中对来自全国各地（部分来自外国）及不同种族和文化背景的患者的观察，也会持续关注疾病发生前的问题，也就是显性疾病的前因后果。我以前的发现得到了证实，但重点有了一定的偏移。一部分因素，例如饥饿对心理功能的影响和患病前认知发展的缺陷，被更清楚地认识到。

　　我观察到，这些年来，新患者对待疾病的方式也与以往有所不同。以往的厌食症患者都不曾听说这种疾病；在某种程度上，每位患者都是这场为了追寻独立而误入歧途的经历的原创者，而他们的父母和老师，甚至医生，也面临着这样一种特殊的疾病。如今，大多数患者在患病前后，都读过或听说过关于神经性厌食的内容。其中有一位患者甚至详细研究过《进食障碍》那本书，并将自己与书中每一个案例进行比较。这种疾病曾经被一个受孤立的女孩认作一种成就，让她觉得自己找到了救赎自我的路，现在它更像是一种群体反应。最近，一位患者（她所在的私立高中的毕业班有 40 个女孩）相当随意地说："哦，我班上还有两个女孩也是这样。"我们甚至可以推测，如果神经性厌食变得相当普遍，它将失去其病理特征之一，即（患者认为）它代表了一种非常特殊的成就。如果这种情况发生，我们可能如愿地看到其发病率再次下降。但是，这是一种危险的疾病，不仅直接影响到这些无助的年轻人的健康，还有可能使他们的余生都陷入困境。

目　录

The Golden Cage
the Enigma of Anorexia Nervosa

第 1 章

关于饥饿的疾病

"这是一种多么可怕的疾病，因为你只能眼睁睁地看着你的孩子很明显地在痛苦中故意伤害自己，而你却无法帮助她。另一个悲剧是，它影响了整个家庭的关系，因为我们生活在一个持续充满恐惧和紧张的氛围中。我们心碎地看着阿尔玛陷入这种疾病的钳制中而无法自拔。她的理智告诉她，她想恢复健康，过上正常的生活，但她无法克服对发胖的恐惧。她瘦弱的身体已经成为她的骄傲和快乐，变瘦也成了她生活当中的主要目标。"

这段话摘自一位痛苦的母亲的来信，她为患神经性厌食已经五年的 20 岁女儿寻求帮助。阿尔玛在 15 岁之前一直很健康，发育良好，她在 12 岁就来了月经，身高 5 英尺 6 英寸（约为 1.67 米），体重 120 磅（约为 54.4 千克）。当时，她的母亲主张将她转到一所学术排名更高的学校，被她拒绝了。而她的父亲建议她应该注意自己的体重，她非常在意这一想法，并开始了严格的饮食计划。她的体重迅速下降，月经周期也停止了。变瘦给予了她一种自豪感、力量感和成就感。她甚至开始了更为严苛的锻炼计划，比如游泳一英里[①]，打几小时网球，或者跳健身操直到筋疲力尽。无论她的体重已经有多低，阿尔玛都会担心如果她的体重增加哪怕一盎司[②]，她就会变得"太胖"。很多人都努力尝试让她增重，她随即会立刻减掉这些重量，并在大部分时间里都将自己的体重控制在 70 磅（约为 31.7 千克）以下。而她的性格和行为也发生了明显的变化，以前她可爱、温顺、体贴，现在变得越来越苛刻、固执、暴躁和傲慢。她会不断地和他人发生争吵，不仅关于她应该吃什么，还涉及其他所有活动。

当她来咨询时，她看起来像一具行走的骷髅，穿着短裤和吊带衫，腿像扫帚一样令人触目，每根肋骨都凸显出来，肩胛骨像小翅膀一样挺立着。她的母亲提道："当我用胳膊搂住她时，除了骨头什么也感觉不到，她就像一只受惊的小鸟。"阿尔玛的胳膊和腿上长满了细细的绒毛，

---

① 1 英里约为 1.61 千米。——译者注
② 1 盎司约为 28.35 克。——译者注

她的皮肤变成淡黄色，干枯的头发一缕缕地垂下来。最引人注目的是她的脸。她干瘪的脸庞，就像一个患有萎缩性疾病的老妇人的脸，眼睛凹陷，鼻子尖尖的，甚至可以看到鼻骨和软骨的连接处。当她说话或者微笑的时候（她是一个很开朗的人），人们可以看到她的嘴和眼睛周围肌肉的变化，就像一幅生动的头骨解剖图。阿尔玛坚持认为她看起来很好，她这么瘦没有任何问题："我很享受得这种病，我想要它。我无法说服自己生病了，没有什么是需要我去恢复的。"

****

　　神经性厌食是一种令人困惑的疾病，充满了矛盾与悖论。这些年轻人心甘情愿地忍受着饥饿的折磨，即使是到了死亡的边缘。一般人对饥饿的恐惧是很普遍的，所以自愿忍受饥饿往往会引起他人的钦佩、敬畏和好奇，而（采用绝食运动的）宣传者和抗议者正是利用了这一点。厌食症具有某种炫耀性，尽管一开始很少有女孩会承认这一点。在治疗过程中，许多人会承认这种残酷的节食行为是吸引别人关注自己的一种方式，因为她们从未感觉到有人真正关心过自己。年轻的厌食症患者会毫不掩饰地说："如果我吃东西，我的母亲就不再爱我了。"

除了坚持说他们吃得"很多"以外，他们不愿意描述自己到底吃了些什么。当被追问时，他们的回答有时令人吃惊。一个14岁的孩子反抗地说道："我当然吃了早餐，我吃了麦圈（Cheerio）[①]。"一个22岁的患者会解释说："当我说我暴食了的时候，可能并不是你想象的那样。当我吃了超过一块加了花生酱的饼干时，我就觉得我在暴饮暴食。"埃丝特详细描述了她吃得有多好，但她小心翼翼地避免了任何额外的卡路里摄入："我甚至不会去舔一枚邮票，因为你不知道那会摄入多少卡路里。"家长们通常会抱怨，看到孩子拒绝进食是一件多么痛苦和令人气愤的事情。然而近年来，我听到不少母亲会同意厌食症儿童的观点，她们认为孩子吃得挺好的，不明白为什么孩子的体重会这么轻。这些女性往往专注于自己的体重，并在某种程度上羡慕她们的孩子对于仅靠这点食物摄入量存活的意志力。

比起甘愿挨饿，更令人费解的是厌食症患者声称不因

---

① Cheerio 是一种谷物麦圈的牌子。——译者注

饥饿而感到痛苦。恰恰相反，有些人强调说他们享受饥饿的感觉，有一个平坦的腹部和空空的胃让他们感觉很好，并且这种饥饿感能让他们感觉自己更瘦。想要获得厌食症患者关于感觉的客观描述是非常困难的。饥饿对机体的一般功能和心理反应有着紊乱作用，他们也因此对自己的感觉感到困惑。慢性营养不良伴随着生物化学的变化，尽管到目前为止，研究还不够充分，但它的确在很大程度上影响了思维、感觉和行为。

无论他们的内心感受如何，或者他们如何不准确地解释或汇报这些感受，厌食症患者并不是因为缺乏食欲，而是因为十分恐惧体重的增加而感到痛苦。为了避免最可怕的命运，即成为一个"胖子"，他们对自己进行"洗脑"（几乎所有人都会用这样的表达），以改变自己的感觉。那些常常体验着饥饿的人会训练自己，让自己认为饥饿是愉快和令人向往的。能够忍受饥饿，看到自己越来越瘦，带给他们巨大的自豪感，以至于他们愿意忍受一切。无论他们已经承受着怎样的痛苦，都无法控制由对食物的强烈兴趣所带来的更深刻的恐惧。拒绝食物，或不允许自己吃东西作为一种自我惩罚，是对原始恐惧（吃得太多、失控或屈服于生理冲动）的一种防御。

通过控制饮食，一些人第一次感觉到他们的人格有一个核心，即他们与自己的感觉之间建立了联系。另一些人则把这种自我牺牲看成某种成人礼。有些人意识到了不吃食物所带来的复杂体验。贝蒂解释说，减肥给予了她力量，每减一磅就像是增加了她力量的奖励。这种力量的积累给了她另外一种"重量"，一种被承认为个体的权利，也是允许她放纵自己贪吃的权利。她的体重迅速下降，但满脑子都想着食物和进食。这被贝蒂谴责为贪婪和贪吃，她只有在特殊情况下才会屈服于自己的这种欲望。在住院期间，她对自己被迫进食表示感激："通过减肥，然后再重新积累缺失的体重，我允许自己被照顾、被关心和被认可。"但与此同时，她又不停地用与其他厌食症患者比较的方式来衡量自己是否吃得太多或长胖得太快。

同样令人惊讶，甚至令人惊叹的是，厌食症患者以钢铁般的决心追求他们最终的瘦身目标，不仅通过限制进食，还通过让人筋疲力尽的运动来实现目标。大多数人在患病前就对运动感兴趣，并参加了他们所在团体的体育活动，然而如今运动的意义对于他们来说变得单一化，仅仅是一种燃烧热量或展现忍耐力的形式。尽管由于严重的体重减轻而感到虚弱，他们仍然会驱使自己做出令人难以置信的壮举，以证明他们生活在"思想高于身体"的理想之中。科拉开始游泳，并且每天都增加圈数，最后每天要花5~6 小时在这上面。此外，她还会打几个小时的网球，尽可能用跑步来代替走路，并成为击剑领域的专家。她还在学校的作业上花了很多时间，以取得最优秀的成绩。她每天要忙碌 21 个小时，将睡眠时间缩减到 3 个小时。当我第一次与她会面时，她否认了这点，但后来她承认，她一直感到非常饥饿。但她对自己的忍耐力非常自豪，以至于她开始享受这种感觉。

很久之后，她向我描述，在这段严重饥饿的时间里，她所有的感官体验都得到了提升，尤其是视觉和听觉。她在晚上的状态比白天好，因为白天周围有太多的光线和噪音。她保持着白天的活动，如上学和参加体育活动，然后在晚上天气好、凉爽、安静的时候学习。在很多方面，这些女孩对待自己就像对待奴隶劳工一样，她们被剥夺了所有的快乐和放纵，只得到最低限度的食物，并被驱使着工作直至身体疲惫不堪的地步。一位男性患者（23 岁）为了检验自己的自律能力，在大学的最后一年开始了自己的厌食性饮食计划。当他开始感到虚弱并意识到他的身体正在逐步恶化时，他反而增加了慢跑的千米数，以此来确保自己并不懒惰。

在进行所有这些夸张的活动和出现令人担心的体重减轻现象的情况下，这些年轻人仍然宣称他们没有任何问题，他们感觉很好，他们喜欢自己的样子，如果他们的体重增加一盎司，他们就会感到内疚并讨厌自己。不能现实地"看待"自己或不能对严重营养不良的问题做出恰当反应是神经性厌食患者的特征，这也是这种疾病一个更令人困惑的特点。体重下降发生在许多器质性疾病中，也发生在各类精神和心理疾病中。但这些患者会抱怨自己的体重下降，或对其漠不关心，他们绝对不会像真正的厌食症患者那样以此为荣。关于厌食症患者的另一个谜团是，一方面他们宣称不觉得自己有多瘦，甚至否认自己严重的消瘦状况，但另一方面他们又对此感到异常自豪，认为这是他们的最高成就。

保持身体尽可能地瘦是如此迫切的需要，以至于厌食症患者会采取任何手段以维持低体重，无论这些手段是否正当。为了将体内多余的食物清除掉，许多人会采用催吐、灌肠、过度使用泻药或利尿剂的方式。所有这些都可能导致电解质平衡的严重紊乱，而这也是导致患者死亡的重要原因。

****

无论通过什么手段以及无论因为什么原因实现了低体重，厌食症患者的许多典型行为都与其是一个饥饿的生物体这一事实有关。在对神经性厌食的经典描述中，重点主要放在营养不良的生理后果上，包括严重的体重下降、骷髅般的外观、贫血、皮肤干燥、身体生长出柔软细密的毛发、月经周期停止、低体温以及低基础代谢水平。近年来，跟踪研究发现了许多神经系统和内分泌功能的障碍。人们花了很多精力研究这些神经内分泌功能的紊乱是否是神经性厌食的原因或结果。到目前为止，似乎所有这些被描述的功能紊乱都可以解释为营养不良的后果。

厌食症患者的行为在许多方面都与其他被剥夺食物的人的行为相似。在第二次世界大战的悲惨岁月中，所有人都遭受了饥饿之苦，据此，人们对饥荒的心理影响有了很多了解。厌食症患者不愿谈论饥饿的经历，至少在治疗的开始阶段是如此。他们奇特的饮食行为似乎与在其他饥饿的人身上观察到的非常相似，除了他们会反抗性地否认饥饿的感觉以及反复地、不满地声明"我不需要吃东西"。像其他饥饿的人一样，他们总是专注于食物和饮食，而不会谈论其他事情，对烹饪产生极大的兴趣，并经常接管厨房。然而，他们自己不会吃这些东西，只会强迫别人吃。

朵拉的父母一直不愿意承认他们聪明、受人赞扬的女儿可能有病，并需要治疗。他们最终来寻求帮助，只因为她的行为已经严重影响了整个家庭的正常运转。她一大早就起来准备丰盛的早餐，并且要弟弟妹妹们吃完最后一口，才允许他们出门去上学。在另一个家庭中，一个15岁的女孩在放学回家后就开始烤蛋糕和饼干，直到她的父母吃完最后一口才允许他们上床睡觉。最后导致这个女孩的父母采取行动的原因是她的母亲对自己体重的担忧，她担心自己在女儿的压力下变得越来越胖。

过度在食物上消磨时间和不断思考食物并不是神经性厌食所特有的行为，我们通常可以在严重的食物短缺期间观察到这一现象。人们会"玩弄"他们的食物，做出在正常情况下会被认为是奇怪和令人讨厌的混合物，例如明显增加香料和盐的使用。同样的情况也出现在厌食症女孩身上，她们可能把醋当作饮料，或者在一片生菜叶上放大量的芥末。随着饥饿程度的发展，她们对食物的渴望并没有减少。监狱中的囚犯也曾反映说，只有少数人会以正常的方式进食非常有限的饭菜。吃饭被以一种非常神秘的方式对待，大多数人想出了在仅有极少量食物的条件下拉长进食周期的方法，例如一个人会用一个半小时到两个小时的时间吃一片面包。囚犯们不断谈论食物、食谱以及最喜欢的菜肴，并沉浸在重获自由后吃什么的幻想中。

而那些被称为"厌食症行为"的特征，例如对食物的强迫性、反刍性关注，自恋式的自我专注，幼稚化的退行，尽管被认为是神经性厌食患者所特有的，但都与外部诱发的饥饿期间会发生的情况相同。当然，最明显的区别是饥饿的受害者会吃任何他能找到的东西；相反，厌食症患者即使处在饥饿之中，也会以任何歪曲的方式来改变他的体验，让自己感觉处在丰衣足食的状态中，就像有一个内部独裁者在阻止他满足自己的需求，或迫使他拒绝外界一直在提供的和能够获得的食物。这给厌食症患者对食物的关注带来了一些特殊的怪异和狂热感。

对有些人来说，他们的饥饿感变得难以抵抗，尽管他们迫切地希望保持苗条，但有时还是会吃大量的食物，之后再呕吐出来。刚开始可能只是偶尔的暴食，他们对此也讳莫如深并感到羞愧，但后来逐渐形成了规律。暴饮暴食并总是紧跟着呕吐，从而形成了一种常规行为。所有的行为都基于能够呕吐的机会，并几乎总是秘密地进行。我知道的案例中只有一个女孩会在家里公开呕吐，但这导致了激烈的争吵。最后，她的父亲威胁说要把所有浴室的门都拆掉，这样他就可以阻止她这样做。当没有机会呕吐时，例如在度假旅行或拜访朋友时，他们又会回到保持饥饿的习惯。

暴食者在一开始将这视为完美的解决方案。他们可以屈服于对食物的迫切渴望，想吃多少就吃多少，想什么时候吃就什么时候吃，并且还能（通过呕吐）减重。事实上，有些暴食者的体重减轻得比那些很直接地只吃很少东西的人更快。然而，随着时间的推移，战胜自然的自豪感被一种无助感所取代，他们感到自己的生活被一种恶魔力量所掌控和操纵。暴食不再是满足饥饿感的方式，而是一种可怕的支配性的强迫行为。一旦暴食－呕吐的循环建立起来，就很难中断了。暴食者也是心理治疗中的困难工作对象。整个疾病是基于错误的假设和误解，治疗的目的是纠正他们潜在的心理误区，而暴食增加了一个故意欺骗的成分。那些屈服于它的人往往在治疗过程中避免公开面对问题。大约 25% 的厌食症青少年会经历暴食症状，并且许多人都陷入其中。每当他们感到焦虑或紧张时，就会奔向食物以寻求安慰，从而避免探索更深层次的问题。

****

由于饥饿对心理功能的巨大影响直到现在还没有得到重视，关于神经性厌食心理背景的大部分困惑和不解依然存在。在急性饥饿状态或长期慢性饥饿状态下的行为，几乎没有揭示出其潜在的心理因素。在患者严重消瘦期间，我们可以观察到的是由于饥饿所导致的心理和生理后果。在这种状态下，患者往往不愿意谈论他们的感受，实际上他们也无法谈论，因为他们几乎处在中毒的状态。关于他们心理困境有意义的信息，只有在营养状况得到改善，并且在治疗过程取得重大进展之后才能被表达出来。

在饥饿引起的心理变化的严重程度上，可以观察到明显的个体差异，这取决于个体患病前的性格、日益自我隔绝的破坏性影响以及饥饿的严重程度。尽管厌食症患者非常不愿意提供有关饥饿经历的直接信息，但我得出的结论是，食物摄入过少对心理功能的影响是造成厌食症病程迁延的很大一部分原因，这种影响维持了疾病，并使识别和解决诱发它的心理问题变得困难乃至不可能。

患者的整个行为可能都被严重扰乱，以至于接近精神病性的紊乱。艾尔莎在患病两年多后前来会诊时，已经 19 岁了。她身高 5 英尺 6 英寸（约为 1.67 米），体重从 118 磅（约为 53.5 千克）下降到 78 磅（约为 35.4 千克）。她曾两次住院并接受行为矫正治疗（一种奖励体重增加并惩罚体重没有增加的方法），当时她的体重得以迅速增加。然而在第二次住院后，她曾试图自杀。我在会诊期间见到她时，她变得更瘦了，体重只有 69 磅（约为 31.3 千克）。她承认自己很瘦，但认为体重过轻不过是她最小的烦恼。她对她强迫性的"食物想法"感到疯狂，这些想法有着"各种形状、种类和大小"，"有时我会在脑海中听到一些声音或感觉到一些东西，有时我会看到一些可怕的心理图像"。这些声音似乎是相互冲突的，有些告诉她"吃，吃，吃"，有些则告诉她"不要，不要，不要"。这些关于食物的想法完全占据了她的大脑，以至于淹没了她以前对各种活动的兴趣（她有艺术家的天赋，还曾做过编辑和写作）。更可怕的是持续的恐惧，她害怕自己"不是人"，害怕自己"不再存在了"。有时，她感到"满脑子都是我母亲，我觉得她就在我的身体里，即使她并不真的在那里"。

她用单调急促的声音谈论这些感觉，并将她的精神状态解释为饮食控制了她，除此之外，她还感受到一种可怕的、极度活跃的状态控制了她。她对未来的概念是一片巨大的空白，这让她感到害怕。艾尔莎接受了这样的解释：她许多可怕的经历是由饥饿状态所导致的直接结果。在住院接受治疗期间，她积极配合针对她的再喂养（refeeding）[①]计划，体重上升到了95磅（约为43.1千克），外表和行为也都有了明显的改善。她是一个非常漂亮和健美的女孩，并且接受了110磅（约为49.9千克）对她来说是一个较为理想的体重。更引人注目的是她心理状态的变化。双轨思维、对失去存在感的恐惧、与她母亲纠缠在一起的感觉，所有这些都消失了，实现这一点仅仅依靠再喂养而不使用任何精神类药物。然而，她仍然定期接受着心理治疗。虽然她感觉好多了，但她知道根本的心理问题并没有得到解决，几乎没有被触及。

即使在这个短暂的阶段后，她发现仍然很难描述之前所发生的事情。她记得最清楚的是，那时她对时间和现实的感受似乎消失了。现在，在恐惧散去后，她已经准备好谈论那些使她的生活如此不尽如人意的问题。很少有厌食症患者对饥饿引起的心理变化感到十分恐慌，并且大多数人都不愿意谈论这些问题。有些人会珍视它们，认为这是他们特殊性的证明。他们会将世界描述成光彩夺目的，或

---

① 再喂养，即长期饥饿或长期营养不良后，再次摄入营养物质。——译者注

令人难以忍受的、生动的，或者说他们所有的感官都变得更加敏锐。大多数人只有在回顾过往时，当他们不再专注于将体重维持在如此危险的低水平之时，才会谈论饥饿的经历。

范妮在 15 岁时患上厌食症，她来接受治疗时已经 18 岁了。他们家当时住在国外，那里没有治疗条件。她已经完成了高中学业，在进入大学时前来接受治疗。她的体重不到 70 磅（约为 31.8 千克），身高 5 英尺（约为 1.52 米）。她用隐秘的、有点居高临下的语气谈论她现在状态的优越性，她已经开始享受饥饿，并因此感到比凡人高出一等。

在治疗期间，她的体重缓慢而持续地增加着，尽管伴随着激烈的抗议，而且她声称因为妥协而感到自卑。但渐渐地，随着她的自尊和自信的增加，她可以接受自己的身体，并对进食的需要不再感到焦虑。当她的体重超过 100 磅（约为 45.4 千克）大关时（这曾是她常常声称永远也无法忍受的事情），她对自己的体重感到满意并且喜欢自己的外表。她开始自由谈论她在饥饿时的内在精神体验。她也谈到自己会因为她的室友正在进行非常严格的节食计划而感到轻微不安。范妮担心室友会患上神经性厌食。"我很清楚她的感受，我看到她紧张的脸，听到她说她不饿，说她不需要吃东西。我知道她正在经历着什么。我看到她花了几个小时做作业。我知道她无法集中注意力，不管她怎样努力，她都在想着食物，这就是为什么她要花几个小时才能完成作业。我自己也曾深受其害。"

在这之后，她开始滔滔不绝地谈论她在饥饿的日子里所遭受的痛苦，以及精神上是如何分阶段、程度逐渐加深地发生变化的——"就像你被慢慢毒害了一样，就像长期受到酒精或毒品等物质的影响一样"。时间感的丧失是令人困惑的。时间被可怕地加速了，但日子却无止境地漫长。对此，她说道："我只知道是白天还是黑夜。在被驱使着去学校的过程中，我能感受到某种'结构'，但只是被送往学校，又被带回家。我一直在发呆，我不觉得自己真的在那里。到了这个地步，我开始怀疑我周围的人，我不确定他们是否真的存在。我无法再与他人交流。真的没有什么可说的，总觉得他们无论如何都不会理解。"

范妮的思维和感受越来越被她内心的体验所侵占，对新的强烈感官体验的喜悦，似乎可以证明她走在正确的道路上。她对声音的过度敏感导致她和哥哥争吵不断，因为他放唱片的声音太吵，她觉得人们都在对她大喊大叫。她对光线的过度敏感是如此严重，以至于她一直戴着墨镜，甚至在屋里也是如此。"我的体重减得越多，我就越相信自己走对了路。我还想被称赞为特别的人，我想让人对我所做的事感到敬畏。"当人们试图让她吃东西时，她感到愤怒不已，而当她情绪崩溃并开始吃东西时，她又感到十分愧疚，因为这让她无法实现她的特殊目标。现在，她觉得很自在，她不再能理解她以前的信念，也就是饥饿可以带来某种纯粹的体验，"其中一个陷阱是，我可以说服自己相信任何事"。

在与其他厌食症患者的接触中，范妮了解到他们都期望有"特别的东西"作为对他们饥饿的奖励，即一些超出常人的东西。她现在认识到，试图以这种方式满足自己的期望是多么地不现实。"这就像彩虹尽头的一罐金子，只是这里没有金子。挨饿是没有好处的，而且你不能用这种方式来改变生活。"当她处于严重的饥饿状态时，这一点几乎没有被直接表现出来，但是在我们努力让她理解自己行为的意义时，或是当我们鼓励她增加体重时，可以从她的防御性的易怒中侧面反映出这一点。许多患者在进行恢复营养健康的治疗时也会提出激烈的抗议："你毁了这一切"或"我几乎证明了（我是更优越的）"。

在格特鲁德 17 岁时，她通过行为矫正治疗被迫增加体重，她对此提出了强烈的抗议："我对自己'新的、肥胖的身体'感到可悲和厌恶。我想让自己摆脱它，尽可能快地瘦下来。我无法再思考其他事情，我的生活、我明确的目标、我的控制力都被撕成了碎片。"很久以后，当她开始适应自己正常的体型，她谈到了饥饿时期的可怕经历："这就像强迫自己去做一些违背自然的事情。在饥饿期间，我让自己执行一个令我感到极度不适的生活准则，即便如此，我还是一直忍受着它，因为这是我强加给自己的。"她的这番话令人相当吃惊，因为她比我认识的任何一个厌食症患者都更激烈地捍卫她的权利，以便达到她想要的任何体重，没有人可以为她设定一个"正确"的体重。

当她的体重上升到 90 磅（约为 40.8 千克）以上时，她担心自己的体重可能上涨得太多了，但她也想戒掉平日里支配着她的暴食和呕吐行为。一位营养师帮助她规划了一份健康的食谱，以防止她的体重增长过快。为了保险起见，她将这份食谱中的食量减半，不出所料，她的体重急剧下降。当她的体重下降到 85 磅（约为 38.5 千克）时，她对随之而来的心理变化感到相当震惊。过度敏锐的感官体验是令人痛苦的，持续的紧张状态干扰了她的专注度，甚至让她在社交中也是不愉快的。她承认，当她的体重下降到某个阈值以下时，她的整个思维变得混乱不堪。

一段时间后，当她谈到饥饿的痛苦时，我提醒她，她之前总是为饥饿辩护，认为它并非令人不快。她解释道："我现在还记得我当时的感受，以及我是如何谈论它的。我并不是在撒谎，因为挨饿的确是我当时想做的事，但我仍然记得那种非常不舒服的感觉。我记得我的想法和我的真实感受。我当时认为这很好，我正在把自己塑造成那种美妙的禁欲主义的纯洁形象，我告诉自己我不饿，即使我的感觉截然相反。"她描述了她之前在走路时感到非常虚弱和晕眩，以及她如何努力保持活跃状态，"但我当时并没有意识到我有这样的感受"。她似乎与自己的感受脱节，或不对自己的感受做出反应。

"我以为我喜欢我所做的事，因为那是我想做的。我记得我在舞蹈课上真的很虚弱，我一直等着下课。然后我跑回家的时候也感觉很虚弱，但我迫使自己一直跑下去。我之前非常饥饿，也无法集中注意力。我不记得我在饥饿状态时读过的任何一本书，也不记得我在那个时候看过的电影。我的思想没法集中在那些事情上。在过去，除了食物，我无法思考任何事情。现在，除了准备吃饭的时候，我从来不会去想食物。我总是有源源不断的想法。我会思考我自己、他人或一些观点，我会想我读过的书，或者我打算做什么。而在以前，我满脑子都是食物，并且当时我又累又饿。"

与现在的情况相反，在格特鲁德15岁，体重严重下降时，她的思考能力发生了奇怪的变化。"我的思维过程变得非常不切实际。我觉得必须为更高的目标做一些我不想做的事。这占据了我的所有生活。一切都乱套了。我为自己创造了一个新的形象，并以一种新的生活方式约束自己。我的身体成了纯粹的禁欲和美学的视觉象征，是无可挑剔的。一切都变得非常紧张、非常理智，但绝对是触不可及的。如果你沉溺于成为一个不吃饭、不睡觉的人，那么你就不能承认'我感到痛苦'或'我感到饥饿'。饥饿与毒品有同样的效果，你会感觉身处你的躯体之外。你真的就像是脱离了自己，然后你就处于另一种意识状态里，你可以承受痛苦而不做出反应。这就是我对饥饿所做的事情。我知道它就在那里，我可以回忆并把它带到我的意识中，但在那个时候我没有感觉到痛苦。这就像自我催眠。有很长一段时间我都不能谈论它，因为我害怕它会被从我身边夺走。"

她读过很多关于营养不良的书，知道中世纪人们的幻觉经历与慢性营养不良有关。她没有出现过幻觉，但"一切都生动得令人难以忍受"。她对饥饿的否认并不是假装的，而是一种无意识的操作，"我激烈地捍卫它，但我的确很痛苦，我现在对它如此恐惧，以至于我想到它身体就会出现恐惧反应，这种经历过饥饿的痛苦肯定深深地埋藏在我的记忆中，现在我再也无法想象会这样做了"。

和我一起工作过的每一位患者，如果已经到了接受她的自然体型即为理想体型的阶段，如果已经认识到她的问题必须以现实的方式来解决，而不是通过饥饿和过度消瘦来解决时，都会惊恐和痛楚地谈及饥饿曾经所带来的痛苦。只有当厌食症患者诚实地陈述了对饥饿的恐惧以及她无法再次经历饥饿的情况时，我们才能认为她不存在复发的危险。

认识到饥饿对精神功能的直接影响，使我们进一步了解这些看似功能良好的年轻女性如何在相当短的时间内转变为"衰老的、干枯的、瘦骨嶙峋的生物"（引自一位患者的自我描述）。当她们开始节食时，她们所做的似乎与其他成千上万的女性所做的没什么不同。她们怎么就做过了头呢？在我认识的患者中，没有一个人是一开始就打算走上这条危及生命的消瘦之路的，也没有想要为了这个怪

异的目标浪费数年的青春年华。她们期望瘦身不仅能改善
自己的外表，还能改善自己的生活方式。节食是否仍如预
期的那样是减掉几磅赘肉的手段，还是成为支配她们整个
生活的强迫性力量，对饥饿的体验方式似乎是决定性的差
别。她们能够忍受饥饿的感觉（从而实现快速减肥的奇
迹）这一事实似乎诱使这些女孩不断地进行下去。随后是
减肥成功后的自豪感和优越感，紧跟着的是担心体重会重
新反弹。为了安全起见，她们觉得自己必须减掉更多，因
此她们被困在这个下坡路上。

海尔格起初曾为体重减得比计划多而惊慌失措，但后
来投身于饥饿之中，并开始享受这种感觉，在此我想引用
她的话："我学会了让自己极大享受食物的技巧。我只吃
我喜欢的食物，并只吃最少的量。这不是拒绝进食，而是
拒绝增加体重。"只是慢慢地啃着一块糖果，她就声称自
己已经吃饱了，因为她想感到饱了。随后，这成为她无法
停止的事情。"这就像你创造了一个机器人，然后你无法
控制它在想什么。到一定程度之后，我真的感觉饱了。之
后我再吃任何食物，都会被这种可怕的内疚感所折磨。我
变得紧张和不快乐，所有的愉悦和自主性都从我的生活中
消失了。我觉得好像有一个奴隶主在鞭打我，驱使我从一

个活动到另一个活动。"然而，鼓励她吃更多东西以打破这个循环的努力，被认为是干扰了她更深层次的目标而遭到她深深的反感。

令人费解的是，饥饿对厌食症患者的心理功能的这种直接影响一直被忽视。关于神经性厌食的恰当的精神病学分类，一直存在着相当大的争议。在过去，所有严重的心因性体重减轻的病例都被归为一类。尽管现在人们普遍承认原发性神经性厌食是一种明确的综合征，但在其潜在的精神病性症状的严重程度上仍有分歧。其中一些困惑似乎与饥饿所造成的心理影响仍未被考虑在内有关。更为复杂的是，在营养不良导致的恶化程度方面，观察到显著的个体差异。许多更令人担忧的症状，如自我（ego）的分裂、人格解体、严重的自我结构缺陷，都与饥饿本身直接相关。只有在营养不良的最坏影响得到纠正之后，才有可能进行真正有意义的精神病学评估。此外，如果饥饿持续多年，心理影响就会融入人格，患者的整体情况可能变得无法与边缘综合征（borderline syndrome）[1]甚至是精神分裂

---

① "边缘综合征"这一概念现在已很少被使用。当代精神病学中与之关系最接近的概念是边缘型人格障碍（borderline personality disorder），其特点是长期的情绪、人际关系和自我意象不稳定，行为冲动等。——译者注

症进行区分。

　　然而，饥饿的经历并不足以完全解释神经性厌食的发展。大多数人都会用尽一切方法来缓解饥饿的痛苦。而厌食症患者却深陷这一过程里，因为这以某种不寻常的方式，满足了她们想要变得特别和出色的迫切愿望。这不是一种仅仅发生或降临在女孩身上的疾病，她们自身也非常积极地参与到这个过程中。为了理解这一点，需要认识到患者在疾病发生之前的人际关系失调以及发展上的缺陷。

第 2 章

金笼里的麻雀

当艾达在大学一年级课程结束后回家过暑假时，她的健康状况比她一年前来找我治疗时要好很多。她的体重从最低时的 68 磅（约为 30.8 千克）上升到 90 磅（约为 40.8 千克）左右，虽然仍然远低于正常体重值。她很享受在家的感觉，但也很怀念过去家人们对她的紧张不安，当时每个人都对她糟糕的健康状况十分关心，把她视作昙花一现般的"九天的奇迹"；现在他们把她的存在视为理所当然。在最初的几天里，她觉得自己不属于这里，不能为这个家做任何事。她又开始担心自己的体重，觉得自己太重了，并重拾厌恶自己的老毛病。一天下午，当她走在沙滩上，阳光从她的背后照过来时，她有一种清晰的感觉，如果她看起来像她的影子一样又细又长，她就会很高兴。因此，她对自己看起来没有那么瘦感到十分难过，以至于开始哭泣。她开始思考她的整个人生是如何发展的。

即使在孩提时代，艾达就认为自己不值得享受家庭带给她的所有特权和福利，因为她觉得自己不够聪明。对此，她想到了一个形象，那就是她像一只被关在金笼子里的麻雀。和家里的奢侈环境相比，她实在是太朴素和简单了，同时她也被剥夺了做自己真正想做的事的自由。在此之前，她只说了自己出身优渥，现在她开始描述在富裕家庭中成长的磨难、限制和义务。她放大了这个画面，笼子是为五颜六色的大鸟准备的，它们喜欢炫耀自己的羽毛，仅仅在笼子里跳来跳去就很满足了。但她觉得自己很不一样，她就像一只麻雀，不显眼但精力充沛，想自如地飞来飞去，而非为笼子而生的。

****

许多厌食症患者以类似的方式表达自己，甚至以大致相同的意象描述自己，他们的一生都是一场想要达到家庭期望的严峻考验，总是担心自己与他人相比不够好，因此是一个令人失望的失败者。这种戏剧性的不满是神经性厌食的一个核心问题，它要先于对体重和节食的关注出现。

潜在的痛苦和不满与这些女孩来自给人留下良好第一印象的家庭这一事实形成了鲜明的对比。一个女孩的身体健康和智力发展所需的一切条件都得到了满足。孩子的父母描述他们的婚姻是稳定的，很少有关系破裂的家庭。在我观察到的最近的 50 个案例中，只有两个家庭在患者厌食症发病前离婚，仅有一对夫妇谈到了婚姻的困难。在一个家庭中，母亲在患者发病前几年就已经去世；而在另一个家庭中是父亲去世（但他的妻子和女儿都以崇拜的口吻谈到他们一家在父亲去世前是多么地幸福）。

大多数厌食症女孩来自中上和上层阶级的家庭，其家庭成员的经济成就和社会地位往往很高。也有相对较少的患者来自中下层或下层阶级的家庭，但这些家庭也是在向上流动的，并以成功为导向。一位邮政职员的厌食症女儿有两个哥哥：一位是医生，另一位是律师。他们认为自己的成就归功于母亲强有力的鼓励。另一位女孩是一位蓝领工人的女儿，也是整个大家庭中唯一的孩子，每个人都对她未来能从事一个特别的职业付出了努力。

通常这些家庭的规模不大，在我最新的 50 个案例中，家庭中孩子的平均数量是 2.8 个。厌食症孩子在出生时其父母的年龄已相当高：父亲的平均年龄为 38 岁，最大的为 54 岁；母亲的平均年龄为 32 岁，最大的为 43 岁。少数独生子女的父母结婚较晚，当他们唯一的孩子出生时，他们已经步入中年，性关系往往处于低潮或完全停止。

这些家庭的一个明显特点是儿子少，其中超过三分之二的家庭里只有女儿。但大多数人否认这构成了任何问题，虽然一位母亲因为生了第四个女儿而变得十分沮丧。因为她没能给她的丈夫生一个儿子而让他感到失望，以至于这位父亲不得不照顾这个小女孩。而他也完全按照自己作为电气工程师所接受过的专业训练来抚养她。在另一个病例中，患者确信没有儿子对她的父亲来说不是一个问题，他为他的女儿们感到自豪，理智上他对待她们就像对待儿子一样。他特别自豪的是，她们都知道如何"正确"地扔球（也就是像一个男孩那样）。有兄弟的厌食症女孩往往是家庭中最小的孩子，有几位女孩都有两三个哥哥。在整个童年时期，她们一直试图跟上她们哥哥的活动。其他厌食症女孩则比晚出生的弟弟大得多。重要的是，父亲们重视女儿们的智力天赋和运动成就，在她们成长为女人的过程中，父亲们很少甚至从未关注过她们的外表，尽管会批评她们变得丰满。

问题是，在这些看似运转良好的小康家庭中，究竟发

生了什么，以至于女孩在成长过程中缺乏自尊，不能遇见
并享受青春期和成年期的新机会？这些孩子的一个共同的
特点是，她们认为自己必须证明父母的某些东西，她们的
任务是让父母感觉良好、成功和优越。然而，正是父母的
成功、奢侈的生活方式以及所有的物质和文化优势，被
这些孩子体验为过度的要求。在谈到在富裕家庭中成长
的义务时，感觉自己身处金笼子里的艾达使用了这样的描
述："如果你生来就是国王的儿子，那么你就注定非常特
别，你也必须成为一位国王。"她痛苦地谈到了这种特权
的负担："如果别人给予了你很多，那么也会对你有很多
的期待。"

　　有关这些青少年的早期照料信息显示，他们的母亲通
常都很认真、很投入，觉得自己做得很好，孩子在她们的
照料下茁壮成长。只有少数人是由保姆或家庭教师照顾
的。与许多对教养方式并不那么确定的现代父母相比，那
些厌食症患者的父母显得相当自信。他们强调自己做得有
多好，他们照顾孩子的方式比他们的朋友和邻居都要好。
在生病之前，孩子一直都做得很好，从未给他人带来任何
麻烦，她是父母卓越教育方法的一个活生生的证明。这
些父母完全可以被描述为善良的、热衷教育的和雄心勃勃

的。由于微妙的个人原因，这个孩子被高估了。但是，这个孩子也觉得被期望回报得太多。

这些孩子的母亲往往曾经是事业女性，她们认为自己为了家庭的利益牺牲了自己的志向。尽管她们的智力和教育水平都很高，但几乎所有人都在结婚时放弃了自己的事业。最近有几位母亲对这样做表示不满，现在40岁出头的她们正在学习，准备从事一些独立工作。她们在很多细节上都顺从丈夫，但并不真正尊重他们。父亲们尽管在社会和经济上取得了相当大的成功，但在某种意义上仍感到自己是"次优的"。他们非常关注身体外表，欣赏健康和美丽，并期望子女有得体的行为和不错的成就。这种描述可能适用于许多以成功为导向的中产阶级家庭，但这些特征在厌食症患者的家庭中更为明显。尽管他们强调自己家庭的正常和幸福，但其潜在的压力很容易被发现。

举例来说，上一章提到的阿尔玛的父母对她的教育有极大的投入。他们以孩子为中心，并且在各方面都提供了最好的条件。她的父亲是一位成功的商人，在中西部城市的金融和政治行业扮演着重要角色，她的母亲是许多社会活动的领导者。然而，父母都感觉自己仍然在某种程度上是失败的。父亲曾想追求的职业生涯在当时的大环境中不被允许。母亲觉得她已经牺牲了自己的戏剧生涯梦想。父母为他们能给孩子提供最好的教育机会而感到自豪。家中大女儿的成绩仅仅在一般水平，她平庸的行为和成就让父母感到痛苦且失望，因此他们转而对阿尔玛寄予厚望，她不仅在学业上表现出色，而且在体育和艺术方面也很出色，同时她也很受欢迎。她顺从了父母的一切要求，直到这一切变得过分，而她对自己身体的过度控制，以及咄咄逼人的抗拒行为，似乎是对这种过度压迫情况的一种逃避。

这些患者的母亲往往也对体重异常敏感，一心想要节食。另一些母亲则痴迷地专注于她们身体距离完美所存在的某些缺陷。格特鲁德的母亲在分娩时已近 40 岁，她越来越担心自己的身体组织不够紧致和光滑。她遵循了许多宣传的疗法以消除这些衰老的迹象，并让她的女儿（从大约 12 岁到 14 岁开始）帮她检查自己的大腿和臀部，以评估这些最新的治疗方法是否让她恢复青春。在其他家庭中，父亲痴迷于节食，甚至以更加绝对和独裁的方式进行。吉尔的父亲已经 72 岁了，他自豪地陈述道，他的体重与他在大学毕业时完全一样，而且他每天早上都会称体重，只要增加了一点，他就会调整饮食。当吉尔在青春期早期变得有些丰满时，父亲便劝说她减肥，并对她的体重降低表示赞扬。但问题是，她并没有停止节食，而是一直处于自我饥饿的沙漠中。

卡拉也回忆说，她已故的父亲在饮食方面非常注意。在他们家里，绝对禁止吃零食。食物都是在正餐的时候吃的，非正餐时间不允许吃任何东西。她对自己的减肥行为表达了一种奇特的情感：她这样做是为了取悦父亲，但同时她又觉得自己胜过了他，那就是即使他现在还活着，也无法逼她去吃东西，她就跟他扯平了。

****

父母会骄傲地说，他们给了孩子一个幸福和谐的家。但这可能不是厌食症女孩真正感受到的。她们可能意识到了这种压力，觉得自己有义务弥补父母关系中的不足。

我用劳拉的故事来举个例子。劳拉来自西北部的一个州，父母在当地地位显赫，她是家里的第二个女儿。她的大姐一直被认为情绪不稳定，相当麻烦。她还有一个妹妹，喜欢静静地做着自己的事情。劳拉一生都作为她姐姐的"影子"生活着，除了制造麻烦外，她在所有可能的方面都模仿姐姐。但姐姐经常对劳拉很残忍，很有攻击性。在某种程度上，母亲虽然意识到了这一点，但并没有出手干预，因为她害怕大女儿乱发脾气。劳拉决定像她姐姐之前那样，在法国度过高中的最后一年。但她非常不愉快，并在学期结束前就回了家。她的体重下降了相当多，而且还在持续下降。在此之前，她一直与母亲关系密切。与姐姐对父母的要求相反，她一直试图成为母亲的"慰藉"。现在，她开始对母亲的某些举止感到厌烦，例如母亲做事优柔寡断，难以按时到达任何地方。然后，她开始指责父母，尽管她仍然欣赏着她的父亲，认为他是她所认识的"最完美"的人。

她的父亲是一位成功的金融家，参与了几家重要的企业的经营，也积极参与了所在城市的文化建设。在某种程度上，他通过在家庭之外寻求满足来适应自己作为有四个女性的家庭中的唯一男性的地位。尽管劳拉对他很钦佩，但她觉得他在感情上很疏离。他从来没有批评过她，相反，他对她有非常多的鼓励和赞美。但劳拉坚信，这并不意味着什么，她的父亲从未表现出他的真实情感，之所以表现出耐心和体贴是因为那是他作为父亲的责任。她极度焦虑，担心自己永远无法了解他的真实感受。随着厌食症的持续，她还对她父母婚姻关系的质量表示担忧。她觉得她的母亲总是顺从和服从父亲的要求，从而维系着看起来很和谐的关系。现在她对母亲感到不耐烦，因为她在母亲身上看到了她所担心的自己的命运——成为一个一无所有的人，人生献给丈夫，献给孩子，却没有自己的生活。

其他很多女孩都表示对母亲有一种特殊的责任感，有时是公开表达的，在其他情况下只是暗示性的。对梅布尔来说，体贴母亲一直是一个基本准则。不管有什么计划，她首先关心的是："妈妈会怎么说？"在她 14 岁的时候，附近的一所大学为有天赋的高中生开设了现代数学的暑期课程。虽然她很想参加，但最终决定放弃，因为她担心从事艺术事业的母亲可能会感到被冷落，甚至觉得与女儿相比自己很愚蠢。她的母亲曾以许多微妙的方式表示，她认为科学的创造性不如艺术，她曾告诫女儿不要在数学或科学上浪费时间。

这种对父母感受的过度关注使梅布尔相信，她没有权利表达自己的感受或按自己的感受行事。九岁时，她被父母送到法国阿尔卑斯山的一个营地，目的是让她在山上度过一个有益身心的夏天，并帮助她学会说法语。当梅布尔回到家时，她快快不乐，脸色苍白，并且安静得过头，但她告诉她的父母，她度过了一段奇妙的时光。第二年，在猜测到父母的计划后，梅布尔要求再次回到法国。尽管她害怕再经历一个痛苦的夏天，但她觉得自己有责任不让父母失望。她确信，如果她告诉他们自己有多么不快乐，他们会觉得自己犯了一个错误，她必须防止这种情况发生。

在她的大学时代，梅布尔学习了心理学。有一天，她来找我做治疗，并且十分兴奋，因为她在一篇文章中发现了对她母亲的准确描述。她提到了一些关于精神分裂症的家庭研究，其中详细描述了母亲的自负行为，她以满足自己需求和愿望的方式来抚养孩子。梅布尔提供了许多细节，这些细节是关于在她的家庭中，生活是如何按照母亲希望的方式（母亲的品味和兴趣以及对朋友的偏好）来安排的。母亲也会要求父亲这样做，但他可以逃避到他活跃参与的商业事业中去，而梅布尔却一直被她的母亲束缚着，被母亲的愿望、梦想和野心所塑造。这一认识也帮助她理解了为什么她每次回家度假时厌食症都会复发，因为无论她取得了多大的进步，母亲都会毫不留情地批评她没有以正确的方式发展。梅布尔的母亲对梅布尔的朋友也很挑剔，虽然其中大部分人她并不认识，但她确信他们不是自己会选择的那种朋友。父亲也对梅布尔有很高的期望，并且像他的妻子一样，对梅布尔的朋友们提出批评，尽管是以一种不同的、更讽刺的方式。

在第一次就诊时，不光是父母，患者也容易呈现一种自己的家庭幸福美满的光鲜图景，似乎厌食症是其原本完美生活中的唯一缺陷。这部分是出于对事实的直接否认，部分是出于害怕被置于批评者的位置。同时，这也是过度顺从的表现：父母说的总是对的，是自己还不够好。

南希在高中临毕业前瘦了一大圈。她来自少数父母在婚姻早期就离异的家庭，她从三岁起就和母亲单独生活。尽管南希枯槁的外表活生生地指控着严重问题的存在，但在她的描述中，生活中的一切看起来都非常完美，尤其是她与她母亲之间的关系。她反复表示"我和母亲在一起非常快乐"，她们之间唯一的问题是由疾病引起的，"她尝试保持耐心，但当她看到我在对自己的所作所为之后很难不出声干涉，她会变得非常不安、愤怒和疲惫"。母亲的痛苦让南希感到内疚。她同时还对母亲非常努力地工作，为她提供了这么优渥的生活而感到内疚。当被问到关于表达愤怒的问题时，她痛苦地回答："我从来没有被允许过！我的母亲不会容忍我这样做。我不能顶嘴或做其他类似的事情。"之后她变得沉默起来，仿佛她透露了一个不能说的秘密。

我所看到的所有家庭都强调了礼貌的行为举止，父母为他们完美的孩子感到骄傲，孩子们从不表现出常见的幼稚的不礼貌行为，如顶嘴、固执或愤怒。事实上，不表达情感，尤其是消极的情感，是普遍规则，直到病情明显加重，使原本的乖巧变成了无差别的违拗。许多患者在疾病开始后仍继续这种压抑，并拒绝公开表达情感的建议。无论他们说什么或表达什么，都弥漫着一种"但不应该这么做"的自负态度。他们非常关注这件事会造成何种观感，人们会怎么想，以及他们必须维持的形象。这些表现既出现在患者身上，也出现在患者的家属身上。

这些年轻人中的许多人都被父母的真实感受和想法是什么所困扰，但他们极不愿意承认存在这样的问题。奥尔加对她家庭的一切都给予了最高的赞誉，说他们为她提供了最好的东西，尽管她觉得自己配不上。她在童年一直都在不断努力取悦她的父母，从未做过任何值得指责或批评的事。在她的记忆中，她从未受到过惩罚，但她一直生活在对惩罚的恐惧中，因为她从不知道父母愉快和赞许的外表背后的真实想法。她与父母之间从未发生过任何争执，并且似乎相处得很融洽，但作为一个孩子，奥尔加一直在担心他们的真实感受，特别是她的父亲，因为他从不表现出任何情绪，她知道这也让哥哥姐姐们感到困惑。奥尔加的解决办法是比任何父母可能期望的孩子更加完美，并隐藏所有愤怒和叛逆的迹象。她对自己的生活应该是什么样子形成了完全不切实际的想象，一心想着别人对她的看法，并害怕社会的评判。她的父母对她这个家里偏小的孩子充满了爱，并对她的一切兴趣爱好给予鼓励。虽然他们对她缺乏自主性感到困惑，但并没有太过担心，以至于没有认识到这是不正常的顺从。

对这些年轻人的过高期望并不仅限于外表和良好的行为举止。同样地，学习成绩也被高度重视。他们被送去最好的学校，并接受广泛的文化熏陶。在很小的时候，他们就被带去听音乐会和参观博物馆，并在一定程度上融入父母活跃的社交生活中，许多人还会出国旅行。父母对孩子的成就感到自豪。一个女孩可以在她的大学申请书上列出一整页的特殊活动奖项。她参加每一项活动，无论是社会工作、体育运动还是艺术活动，都只为了取悦她的父亲。她还记得父亲的嘲笑是令人痛苦的，他讽刺地评价她带回的奖项没有她哥哥那么多。

卡拉有这样一段相当动人的回忆。虽然她的父亲没有参与到孩子们教育的细节当中，但是他衷心地希望孩子们在学校里能有良好表现。卡拉深情而悲伤地回忆到，当她的弟弟从要求严格的学校获得最高奖项时，她父亲脸上露出了非常满意和自豪的表情。而面对她十分优秀的成绩单，他只是表现出一贯的善意关注。自此，这就成了卡拉痴迷的奋斗目标，她希望自己有一天也能做出非常出色的事情，让父亲也能如此满意。只是她从未实现过，因为她父亲一年后就去世了。在整个治疗过程中，她强调："如果他还活着，我就不需要让自己患上厌食症了。我可以通过其他方式感受到他对我的骄傲。"

****

可描述的、最终导致疾病发生的问题往往非常微妙，尽管这些问题有可能被父母视为警示信号识别出来。近年来，父母经常读到关于神经性厌食的流行报告，其中强调了家庭问题的重要性。幸运的是，大多数报告都赞同有必要探索和澄清那些导致父母对家庭中至少一个孩子期望过高的潜在问题。一个共同的特点是，这些未来的患者并没有被看作或被承认是一个有着自我权利的独立个体，而主要被视作一个能让父母的生活和经历更令人满意和完整的人。在这种期望中也可能存在着一种非常温暖和亲切的关系。通常情况下，依附型依恋和一种特别强烈的、对于思想和情感的共享会发展起来。在我和患者的整个家庭会谈时，很少有任何一个家庭成员会直接谈论他或她自己的想法和感受。每个人似乎都知道对方的感受和真正的意思，但同时又否定了对方说过的话。我把这种交流方式称为"代词的混乱"（confusion of pronouns），因为人们永远不知道谁在以谁的名义说话。父亲会解释母亲真正的意思，而母亲认为她必须纠正女儿所阐述的想法，女儿则反过来会解释父母的意思。厌食症孩子的兄弟姐妹通常会设法远离这种纠缠的影响，在彼此之间或在家庭之外找到满足感，却丢下了厌食症孩子，他们通常不喜欢她的乖巧，她被孤立，成为父母需求的牺牲品。

问题是为什么父母会以这种方式来利用孩子。对于治疗师来说，揭露他们隐藏的不满和失望是非常重要的。有些人会否认，甚至激烈地抗议是这些因素在他们的家庭中发挥了作用。由于疾病对家庭有如此巨大的破坏性影响，整个评估工作变得复杂。父母拒绝被指责，并希望患者为给他们带来这么多的不愉快和担忧而感到内疚。

宝拉的父亲在第一次访谈的开始指着他的女儿说："她有厌食症，让她解释一下为什么她会有厌食症。"当某些婚姻问题被公开时，他把它们的重要性撇在一边："我看不出这和她生病有什么关系。"实际上，这些问题与宝拉的不正常发展的联系比大多数案例来得更明显，甚至在宝拉小时候，她就觉得她的父母"与众不同"。他们比大多数人都要年长，并且宝拉很早就知道，她的生活任务是给她母亲带来她在婚姻中似乎缺少的满足感。在很小的时候，宝拉就为自己与母亲如此亲近而感到自豪，因为她们俩总是知道对方在想什么。她从父母和他们的许多朋友那里得到了很多爱、关注和激励。

在幼儿园和学校里，宝拉一直害怕其他孩子。到了二年级，她变得外向了一些，感觉可以和朋友们平等相处了，但没有人能够像母亲和她那样亲密。后来她意识到父母之间出了问题，因为她的母亲突然变回了在宝拉更小时候的样子，重新创造了以前的亲密关系。她占据了宝拉很多的时间，当宝拉一个人在做什么的时候，她表现得好像自己被忽视了一样。她不再鼓励宝拉交朋友，而是批评或贬低宝拉的朋友和她们的家庭，宝拉又开始觉得自己与其他女孩不同。15 岁时，在她的父母对她剩下的最后一个朋友表示不满后，她患上了厌食症。

一旦孩子患上了厌食症，父母就会抱怨他们的整个生活和每段关系都发生了变化。现在不再是平静和谐的画面，而是公开的争吵、愤怒的爆发和相互指责。很少有情况能像自发的反抗性拒食那样引起那种剧烈的情绪反应；绝食带来的强迫力是众所周知的。一种典型的权力斗争发展起来：父母试图强迫孩子进食，而孩子以愤怒的拒绝或欺骗性的操纵作为回应，如假装进食，秘密地处理食物，或呕吐出被强迫吃下的东西。

实际上，疾病显现后的这种紧张和混乱的斗争，只是对一直存在的问题的放大。在孩子的一生中，权力的不平衡一直存在。孩子的顺从掩盖了她被父母剥夺了过自己生活的权利的事实。父母想当然地认为，他们的任务是制订所有的计划和做决定，在各方面指导孩子。这些父母坚定地认为他们的生活方式是正确的、正常的、可取的，并有权期望这个孩子能实现他们的梦想和愿望。孩子没有能力做出建设性的自我主张，以及存在与之相关的人格发展的缺陷，是从生命早期就开始的互动模式的结果。父母没有意识到他们对孩子进行了过度的控制，以及无法放弃这种控制，都是维持疾病的一贯模式的一部分。

第 3 章

完美的童年

"她的每一位老师都告诉我，有她在的房间里充满了快乐。"一位 18 岁的厌食症女孩的母亲用这句话开启了访谈。另一位母亲带来了她 12 岁厌食症女儿的老师的评价："很难找到一个比她更可爱、更聪明的小姑娘了。"他们和其他许多家长一样都很重视这样的感言，因为它们支持了自己的信念，即眼前这个悲惨、愤怒和绝望的厌食症患者曾经是最好、最聪明、最可爱、最听话以及最合作的孩子。许多父母会毫不犹豫地表示，这个孩子比她的兄弟姐妹更优秀，给他们带来了更多的满足感，让他们对自己做父母的能力感到放心。这是一个他们喜欢与之相处，并可以对其表达爱和奉献的孩子。父亲们会自豪地谈论他们的厌食症女儿出色的运动成绩和浓厚的知识兴趣。父母们很难相信，他们可爱、专注、行为良好的孩子一直生活在巨大的痛苦和压力之下。

然而，在大多数女孩自己的描述中，她们都经历过充满焦虑和压力的童年，她们总是担心自己被认为是不足的、不够好的，没有达到"期望"，可能会失去父母的爱和关心。在疾病变得明显之前，她们尽一切努力掩饰自己的不满，并通过表现和行为让父母放心，仿佛她们很幸福。在无休止的重复中，厌食症女孩谈到曾感到"不值得""不配"和"忘恩负义"。她们普遍的抱怨是，自己获得了太多的优待，并为要履行伴随这种特殊待遇而来的义务而感到负担沉重。她们开始专注于她们认为自己应得的和实际得到的之间的差异，并且变得异常节俭，甚至会自我惩罚，因为她们认为自己永远无法回报父母的慷慨。

神经性厌食的谜团在于，成功的、运作良好的家庭为何未能向这些孩子传递足够的自信和自我价值感。她们在成长过程中对身体及其功能的概念感到困惑，在身份认同、自主性和控制力方面有所欠缺。在许多方面，她们的感觉和行为就好像她们没有独立的权利，她们的身体和行动都不是自主的，甚至不是她们自己的。她们误解或曲解自己的身体感觉，不现实地看待自己，并且她们受到一种无孔不入的信念的折磨，认为自己是无用的，无法控制自己的生活或者与他人之间的关系。尽管有各种各样的个体特征，但上述的症状是神经性厌食的共同特点，并可以追溯到其生命早期的经历。她们误用进食功能的方式，以及共同的对无法控制自己进食的恐惧，颇为明显地反映出她们的饥饿意识并没有恰当地发展。

毫无疑问，这些孩子在身体、物质和教育上都得到了很好的照顾。其中的困境或缺陷在于互动的模式，即所有这些好的事物都不是专门针对儿童自己的需求或愿望而给予的。在现代儿童心理学的思维中，从婴儿出生起就应该考虑其自身对发展的贡献。为了让儿童发展出可靠的自我认同感和有效表达自己的能力，很重要的一点在于，来自婴儿的线索都能得到正确的识别以及恰当的回应，无论是在生理领域还是在智力、社会和情感领域。如果这些最初几乎无法辨别的需求没有被给予肯定和强化，那么孩子长大后就可能会感到困惑，并且不能准确区分各种身体感觉、情感或人际体验。他甚至可能对某种感觉或冲动到底是源于自己内心还是来自外部感到困惑。他可能不觉得自己与他人是真正地分离的，或者在内部冲动或外部要求的影响下感到无助。

以上原则适用于发展的所有领域。我们可以在喂食情况下观察到它是如何发挥作用的。一方面，一个善于观察的母亲会在孩子用哭声和行为表明需要食物时及时予以满足，因此孩子会逐渐意识到"饥饿"是一种不同于其他类型需求的感觉。另一方面，如果母亲的反应一直是不恰当的，忽视（饥饿时不喂食）或过分关心（出现任何不适的迹象都会喂食），孩子将无法学会区分饥饿感或饱腹感，或无法区分饥饿与其他不适或紧张。在极端情况下，人们发现极度肥胖的人会被饥饿的恐惧所困扰，而憔悴的厌食症患者则对饥饿的痛苦和严重营养不良导致的其他痛苦后果视而不见，或声称自己浑然不觉。在厌食症青少年的背景中，人们常常发现，由儿童发出的线索没有得到父母的承认或肯定。在这些家庭中，成长和发展被认为是父母的成就，而不是孩子的成就。

当许多厌食症患者的早期喂养史被详细地重建后，它们往往显得异常平淡。许多母亲认为没有什么可报告的，孩子从来没有制造任何麻烦，都吃完了放在面前的东西。其他人会回忆说，他们总是能预料到孩子的需求，从不让孩子感到"饥饿"，或者说自己是朋友和邻居羡慕的对象，因为他们的孩子不会因食物而折腾，在典型的"抵抗期"也相当听话。这种良好的行为也出现在其他方

面：孩子爱干净、没有粗暴或破坏性的行为、不会不服
管教或顶嘴。

　　这似乎是一个主旋律。大多数母亲表示："一切都很
好，孩子从不惹麻烦。"罗宾的母亲是一位异常敏感和善
于观察的女性，在我们回顾她女儿的成长过程时，她已
经有了好几个孙子。当她被问到在这个女孩的早期生活
中是否有什么异常时，她回答道："她醒来时不会哭。她
会耐心地等待，直到我们来接她。"罗宾自己也回忆说，
她曾会问"我必须睡多久"，并接受被答复的任何时间，
她不敢让人知道她是何时醒的。显然，从来没有人告诉
过她"你醒了就可以叫我们"。在对罗宾的治疗中得知，
她一直很敬畏一个和她同住一个房间的姐姐，以及一个
用各种方式暗示小孩子不可以碍事或提出额外要求的管
家。这些信息是如此微妙，以至于没有引起母亲的注意。

　　对桑迪来说，和其他许多人一样，取悦和不冒犯他人
一直是她生活的基本准则。她痛苦地回忆起家中给餐的方
式。她觉得食物是强加给她的，但她从未抗议过。有一条
严格的规定是："必须把你盘子里的食物吃干净。"她对食
物的分量以及她是否喜欢这些食物没有任何发言权。进食
的恐惧感，而非饱食后的满足感，一直伴随着她，并在她

的厌食行为中起到了重要作用。随着情况的改善，她仍然害怕吃得太多，因为她觉得早期的培养让她失去了真正的调节能力。桑迪是由一名护士抚养长大的，她的母亲反映说，她自己也曾被这名护士吓到过，因为她声称自己清楚地知道婴儿需要什么，并会据此来喂食。桑迪在一个有着许多复杂规则的家庭中长大。她很难区分童年时的规则和现在长大后的恰当行为。例如，直接表现出愤怒或表达任何不同意见都超出了她的经验范围。她从来没有提高过自己的声音，并且除了她弟弟敢对家庭教师大喊大叫以外，其他人也从未这么做。

****

在第一次见到坚决拒绝任何进食和放松建议的厌食症患者时，他们给人的印象是非常有耐力、骄傲和固执的。在进一步接触后，这种印象就会被潜在的无力、无法做出决定、不断担心得不到尊重或高评价的形象所取代。这些年轻人似乎对自己的内在本质和价值没有信心，而只顾满足别人对他们的期待。最终，厌食症患者的整个童年都沉浸在揣测他人用意以及做他们认为他人期望他们做的事当中。

因此，像接受礼物这样令人愉快的事情，在他们的生活中可能扮演着一种特别混乱甚至是紧张的角色。他们觉得自己不值得拥有这些礼物，他们也不知道自己想要什么，不知道该如何表达。特莎在一个富裕的家庭中长大，她是最小的孩子，她的父母一直对她非常和善和慷慨。她从来没有表达过对礼物的愿望，也从未在做决定时表达过自己的意愿，而是一直顺着她母亲的计划走，"我总是做人们期望的事，母亲计划好了每一件事"。她有几次被送到寄宿学校，每次回来都很沮丧和失望，最后一次患上了厌食症。她从来没有想过要对去一所她不喜欢的学校表示抗议。

当被问及她是否有真正喜欢或想要的东西时，她感到很困惑。她无法分辨这个问题，因为从来没有人谈论过她喜欢或不喜欢的东西。当这个问题被表述为"也许一个人喜欢的东西并不总是实用的，甚至可能是愚蠢的"，她眼神一亮，说道："是的，我曾经想要一件我知道很愚蠢的东西，但我觉得我想要它，我知道我想要它，而我母亲绝不会想到这一点。"她很犹豫地说出了那是什么：她在动物园里看到的一头小象，她幻想着把它带回家，让它在她家的草坪上吃草。这让她感到欣慰，至少她明确知道有一些东西是她想要的。我曾对许多厌食症患者讲过这个小故事，他们无法明确区分自己"想要的"东西与那些父母为他们计划的东西，而且他们从来没有想过自己有权要求什么，甚至不知道自己可能想要什么。

最痛苦的情况是猜测父母想要给他们什么，并以热烈的感激之情接受。这有时可能会导致具有相当欺骗性的行为。尤纳回忆说，在开始上学后，有一天她发现了一个装有漂亮的印第安人头饰的盒子。她正确地判断出这是将要送给她的圣诞礼物。虽然她对任何印第安人的东西都不再感兴趣，对戴上这样一个头饰的想法感到尴尬，但她又开始谈论印第安人，因为重要的是母亲应该对这个礼物感到很满意。她拿出她的旧书，开始画印第安人的图画，这一切都是为了让母亲安心。即使在治疗期间，她也会进行真正的侦查工作，找出她父母的计划，然后以微妙的方法让他们知道这是她想要的。

这种模式出现的频率之高令人惊讶。薇拉相信，作为孩子，她的任务就是让她的父母为他们选择的东西感到高兴，并表达自己的感激和喜悦，即使她可能喜欢完全不同的东西，但如果把真实想法表达出来，就是忘恩负义或者令他们失望的。幸运的是，有几件礼物脱颖而出，让她感到真正的满足和愉悦，因为她确信它们真的是为她准备的。她父亲的工作有国外旅行的机会，没有什么比父亲从公文包里拿出带回的娃娃更让她安心的了，因为它们证明了父亲在国外时想到了自己。

此外，我想谈谈温蒂，她记得她以前很想要一个大的、可爱的娃娃，这样，她就可以像照顾一个真正的小宝宝一样照顾它。她有许多穿着漂亮的娃娃，这些娃娃是很多来她家的外国游客送给她的礼物。当她还是个孩子的时候，这些娃娃对她来说没有任何价值，因为她无法真正地跟它们一起玩。她的母亲也提到过这一事实，但她仍然不敢表达对大娃娃的渴望，她知道这会被认为是过于幼稚或粗俗的。

这些经历表达的不仅仅是对接受礼物的态度。它们反映了厌食症患者的过度顺从、反常的体贴和缺乏自我主张的特点。由于缺乏自主意识，他们很难给出自己的判断和意见。一直以来，他们都是按照规训的要求去做事，因此无法检验自己的能力。在整个童年时期，他们都"跟着一个不同的鼓手走"，这个鼓手让他们一直被早期思维的价值观和信念所束缚。

****

我们从让·皮亚杰 ① (Jean Piaget)那里了解到，思考的能力，即概念的发展，要经过一系列的阶段。虽然这种逐步发展的潜力是人类固有的天赋，但要让它恰当地发展成熟，需要一个鼓励性的环境。在年轻的厌食症患者中，这种鼓励似乎是不够的。皮亚杰称儿童早期阶段为前概念或具体运算期，它也被称为自我中心期，其特点是具有奇幻效能感(magical effectiveness)。② 厌食症患者似乎还停留在儿童早期的道德信念和思维方式中，至少在他们处理个人问题的方式上是这样的。而典型的青春期阶段的发展，即涉及抽象思维和独立评估的形式运算能力的发展，在他们身上是不足的，甚至完全缺失。

厌食症患者通常在学习成绩上非常出色，这被解释为他们具有很高的智力水平以及天赋，我们现在所发现的概

---

① 皮亚杰是著名的儿童心理学家，提出了著名的认知论、建构主义发展观以及儿童认知发展阶段论，极大地丰富和深化了儿童心理学的研究。——译者注

② 自我中心主义指儿童完全以自己的身体和动作为中心，从自己的立场和观点去认识事物，而不能从客观的、他人的观点去认识事物的倾向。同时在这个阶段，他们具有一种超乎寻常的全能感，往往对自己的实际能力有夸大的体验。——译者注

念化缺陷是出乎意料的。优秀的学业成绩往往是付出巨大努力的结果。有时，他们在大学能力测试或其他能力评估中的表现低于基于优秀学校成绩的预期，这让人感到震惊。更为严重的是日常思维的不协调发展以及他们对人际关系（包括他们的自我评价）的僵化解释。尽管从学校和书籍中学习了大量的知识，但厌食症患者的概念化功能似乎在早期就被抑制了。他们表现出近乎妄想的体象概念紊乱，无法现实地看待自己，这必须被视为严重知觉异常的反映。他们被驱使着表现良好，按规则生活，避免引起父母或老师的批评或不满。这些缺点随着青春期的到来变得尤为明显。但一些微妙的表现在其整个童年时期就已经存在。

薇拉是家里较晚出生的第四个女儿，她的姐姐们在她很小的时候就结婚了，而与她年龄相仿的那个姐姐去了寄宿学校。因此，她作为"独生女"在一个有涵养且充满善意的家庭中长大。在她的记忆中，当这些成年女性（她的姐姐们）来访，并表现得她们也属于这里的时候，薇拉感到不知所措，并且她非常在意她们的好感。她清楚地记得她们经常说的一句话："她难道没被宠坏吗？"虽然这句话是开玩笑且带着喜爱之情说的，但她得出的结论是，这是一个孩子可耻的特点，并致力于成为一个"不被宠坏"的人。

　　她从未表达过对任何东西的愿望，不管是物质上的还是其他方面的，她接受礼物和优待只是因为她无法拒绝它们。每一份礼物都会唤起她的义务感，以证明自己配得上它，而不是被宠坏的。这种恐惧导致她对自己的态度格外苛刻。她的生活相当节俭，自己的穿着也非常低调，尽管她也会幻想自己穿得很优雅，有非常好的品位。她对食物的态度甚至更加严苛，在体重真正减轻之前，她就觉得"为了享受而吃东西"是不对的。在治疗过程中，她渐渐明白自己在多大程度上过度迁就了她所认为的别人想要的东西，并剥夺了自己表达愿望和感受的权利。但随着她病情的好转，她的吝啬、害怕地拒绝任何放纵自己的方式，干扰了她现在想要增加体重的真实愿望。由于担心自己会表现出被宠坏的样子，她只允许自己买最便宜的品牌的食物，她还会吃剩饭，尽管她更喜欢新鲜的食物。她会花很多时间进行购物比较，寻找东西更便宜的商店，而不是对她来说更方便的。如果为了方便自己，或者为了吃到更有趣或更美味的食物去做一些事，就会把自己宠坏，从而违反了这个基本的、自己强加的童年规则。

　　只有少数父母意识到，他们的孩子只理解字面意思，以及他们对生活情景的持续性的幼稚解释。齐娜的父亲是一所大学的审计官。她大多数朋友的父母都是教授，而齐娜知道，她的父亲并不教书。在她很小的时候，有人开玩笑地跟她解释说，她父亲以"数硬币"为业。后来在学校里，她认真地把父亲的职业描述为"数硬币的"。在她14岁时，在营养课上，学生们被要求写下他们吃的所有东西。齐娜为自己要写下的东西太多而感到尴尬，不想显得这么贪吃。因此，她只写下了她吃的部分东西，之后为了诚实起见，她在家里也就吃这么多，没有更多。从那时起，她就不再多吃，因为她担心人们会嘲笑她吃得太多。这也是她减肥的开始。

****

　　友谊模式也反映出类似的对他人过度顺从的情况，这也是这些孩子整个生活的特征。通常她们会有多段友谊，但每次只和一个朋友交往。对于每一个新朋友，厌食症患者都会发展出不同的兴趣和不同的性格。她们把自己想象成一具只是顺从地做朋友喜欢和想做的事情的空壳。她们从未想过自己拥有的个性也可以促进这段友谊。这种友谊通常持续不超过一年，然后会逐渐淡化。有一个这样的女孩，她后来在大学里很受欢迎，却因为在与他人的关系中感觉不像自己而不安。她描述了一段经历："我和这三个人坐在一起，但我感受到严重的自我分裂。我的身体里根本不是一个完整的个体。无论我和谁在一起，我都试图表现出他们对我的印象，做他们希望我做的事。如果有三个不同的人，我就必须在每个人面前成为一个不同的人，我必须要平衡这些。我在小时候对待朋友就是这样，始终是为了回应他们的需求。"

有些厌食症患者会照顾学校里的新生，或者照顾其他在某些方面有缺陷、尚未融入任何特定群体的人。然而，这些蹩脚的朋友一旦在某个团体中获得了地位，就会把他们抛之脑后，他们不得不一次又一次地忍受这样痛苦的经历。如果他们有一个特定的朋友，无一例外，他们总是扮演追随者的角色。

即使是看似活跃的社交生活也可能是过度顺从的表现。耶特在一个非常强调外表和"正确行事"的社会环境中长大。从她记事起，她就觉得自己必须是最好的，只有当她得到公开的赞扬时，她才会感到安心。甚至在幼儿园时，她就为自己没能被选上扮演特别的角色而感到困惑，例如在一部话剧中扮演仙女皇后。她和她的同学们不断有敌意地关注于谁穿得最好看。耶特的母亲会在这方面为她提供支持，每当她看中一条特别的裙子或一件首饰时，母亲就会为她买下。她一直关心的是："他们会怎么说我？他们喜欢我吗？他们会认为我是对的吗？"在青少年时期，耶特外出时可能会换三四次衣服，并将自己的衣服与别人的进行比较，确保自己穿得和别人一样好，甚至更好。

不断地将自己与他人比较，干扰了她在大学里的适应过程。在听课时，她会观察其他学生的表情，试图评估他们是否比她理解得更加透彻，是否更专注，是否能写出更好的答案，结果是她几乎听不懂老师在说什么，成绩相当糟糕。在这种紧张和失望的情绪下，她停止了不正常的节食，并很快恢复了正常体重。对此，她起初的反应也是很沮丧，但后来也接受了。直到那时，她才放下了"比较"的毛病，开始专注于授课老师在讲什么。有一天，她惊奇地说："今天我进了电梯，完全没有担心自己在别人眼里会是什么样子。我们只是乘电梯上楼，去各自的楼层。"

塞尔达年轻时有很多朋友，他们主要是家人朋友的孩子，且大多都比塞尔达要大。她非常努力地跟上他们，不做任何人的跟班，并在许多运动中成功地做到了坚韧不拔、锲而不舍。但她本质上是一个孤独的孩子，很多时候她都待在家里的地下室里，在那里，她生动地演绎着她的幻想和故事，在这些故事里她有很多朋友。她对此严格保密，因为她确信这种行为是不被容许的。她童年最不愉快的回忆之一就是家里的花园在被重新设计时许多灌木被移走了。这些灌木曾是她的户外藏身之处，她可以躲在那里并表演她的故事。她从未在自己的房间里进行这样的游戏表演，因为总是有其他人闯入的风险。拥有隐私，不被他人打扰，一直是她内心深处的愿望。上大学是一件令人高兴的事，因为现在她有一个属于自己的房间，未经她的允许，任何人都不可以进入。在学校里，她越来越感觉到被孤立和孤独，并试图通过独自前往欧洲来证明自己的独立。然而，这次旅行回来，她变得瘦削且苍白。在这之后，她的体重迅速下降，同时极为忙碌地参与到各种活动中。

人们经常发现，厌食症患者在患病前的一年里变得与世隔绝。有人将其解释为他们主动回避了他们的朋友，也有人将其解释为他们被排挤了。有些患者以相当居高临下的语气表达了他们对同龄人价值观的异议。艾格尼丝上的是一所学术水平很高的私立学校。虽然她取得了很好的成绩，但她对学校持批评的态度，认为学校以专制的方式向他们传授东西，让他们几乎没有自由选择和独立思考的空间。她对社会活动同样持批评的态度，尤其看不惯那些喜欢约会和聚会的女孩。在大三的时候，她与两位女性朋友一起像某种八卦小集团似的讥讽各种发生的事情。暑假过后，另外两个女孩组建了她们自己的小团体，抛下了艾格尼丝。她意识到自己的优越感以及声称有权对他人进行批评性的评判是不太正确的。与此同时，她开始沉迷于对自己缺点的关注，并退缩到厌食的行为中去。她公开表示，不吃东西带给她巨大的优越感，减肥会让她感觉更好、更有价值。

还有很多人因为严格的评判态度而被孤立。他们开始抱怨其他人太幼稚，太肤浅，对男孩太感兴趣，或者在其他方面没有达到理想状态，他们自己遵循着这样的标准并要求他人也做到。这些年轻人迷信且狂热地坚守着他们在很小就接受的生活规则。正常青少年的新行为和思维方式对他们来说是陌生和可怕的。当他们与其同龄群体和家庭完全脱节时，这种疾病就会显现出来，问题也就延伸到了学校的场景中。

正如我们所看到的，大多数厌食症患者都是优秀的学生，他们因对学习的投入、对体育运动的热情以及对弱势同学的帮助而受到赞扬。对许多人来说，学校生活是一段重要的、积极的和支持性的经历，在那里，他们的努力得到了可衡量的认可。然而，即使因为出色的工作受到表扬，厌食症患者也不一定能从学校经历中获得快乐。比安卡总觉得身为女孩让她在父母，尤其是她的父亲面前处于不利地位。她的哥哥在一所注重数学和自然科学的私立学校上学，而她的整个生活都充满了与哥哥的无休止的竞争。虽然她在艺术领域有天赋，但她坚持要和哥哥去同一所学校，同时她为自己的成绩没有哥哥好而感到痛苦。当她最终转到一所更适合她的特殊才能的学校时，她取得了优异的成绩，但她并不重视她在文学、艺术、历史和语言方面取得的高分，"因为这很容易"。只有她哥哥做的才是有价值的。

比安卡对自己的要求并没有随着时间的推移而减少，也没有变得更加现实，相反，她对自己有了越来越多不切实际的期望："自从我被赋予了更多，拥有一个非常丰富、成功的背景，我觉得人们对我有了更多的期望，在道义上我有义务付出更多。我觉得我不能以普通人的努力程度来生活。我觉得我必须让这个世界变得更加美好，并为此尽一个人最大的努力。我必须要做到的是完全榨干我生命中的最后一滴血，否则我付出得就还不够。只有当我付出了一切，无法再付出时，才算尽了我的责任。"

这些女孩很难得到慰藉。卡罗尔经常收到关于她写的故事的好评，但从来没有因为自己写得好而感到自豪。她觉得自己很幸运，有一个喜欢她的写作方式的老师，但害怕其他老师可能不喜欢她的写作方式。即使在大学里，她主要关心的是如何尽可能地满足要求。在大学快结束时，她有一个强烈的愿望，就是让她的指导老师告诉自己，她应该从事什么职业，她应该如何对待她的生活。但她没有这样做，因为她担心这个请求会显得很幼稚，在她这个年纪，她应该学会自己做决定。

然而，正如我所强调的那样，最持久的担忧和压力是与家庭和家人相关的。尽管患者被认为是完美的孩子，但她自己却一直生活在对不被爱和承认的恐惧中。比安卡是由家庭教师抚养长大的，因为她父亲所任官职的原因，她母亲需要承担很多社会角色。她害怕自己会行为不端，并被汇报给她的母亲。当我评论说这听起来像是一种巨大的情感压力时，她自信地回答道："我知道他们爱我，我确信他们会的。"然后解释说在任何情况下她都不会做任何可能招致批评的事。她在 16 岁时患上了厌食症，她被一种恐惧深深困扰，即没有人会喜欢她，她没有讨人喜欢的品质。以前童年时过度听话的行为无法再令她感到安心了。

道恩以类似的方式谈到了她的童年。她的父母描述了她一直以来是多么愉快、友好和合作。事实上，道恩的整个生活就是一场表演。她只会表现出甜美、服从、顺从的行为，在一次诚实的爆发中，她说这是一场"彻头彻尾的伪装"。她一直害怕表露出任何可能引起不满的情绪，即使这些情绪可能已经呼之欲出，对她的真实感受严加控制也是很重要的，"当我哭的时候，我担心别人会说我是爱哭鬼，或者他们会很生气，但他们永远不会表现出来，虽然他们生气时从不表现出来，但我能感觉到他们被激怒了"。她同样害怕表现出任何愤怒或失望的情绪，即使已经长大成人，她也反复说道："我不愿意把自己看作一个会表达愤怒的人。"她知道自己无法控制愤怒的感觉，但认为不表现出来是她的责任，"他们从来没有直接说过什么严厉的话，但我确保他们永远不会有理由说出来"。道恩曾听到她的父母说其他女孩是开朗和友好的，"脸上总是带着微笑"，这也成为她想获得的称赞，所以她总是一副面带微笑、心情愉悦的样子。当厌食症发展到一定程度时，这种开朗的笑容已经成为她脸上一个定格的表情。

这种狭隘的良好行为反映出的是非常幼小的孩子的道德判断。这也是所有这些女孩的思维特点，即使是那些偶尔表现出愤怒的反对或不服从的女孩也是如此。这些偏离正常发展的行为并不明显，或者对父母和老师来说是非常自然的，以至于他们没有意识到这是严重问题的征兆。少数几个在厌食症症状发展前就寻求精神科治疗的案例，都在患者不再过度服从时发病，仿佛过度服从才是常态，而自我主张的努力则被视作紊乱。

这些女孩无法体验到自己是统一的或自主的个体，有权过自己的生活。当厌食症发展时，她们觉得这种疾病是由某种神秘力量引起的，这种力量侵入她们的身体或指导她们的行为。许多人把自己和身体看作相互独立的实体，心灵的任务则是控制不守规矩且被轻视的身体。还有一些人提到了分裂感，认为自己是一个分裂的人或两个人。大多数人不愿意谈及这种分裂。但迟早会有关于另一个自己的言论冒出来，无论是"支配我的独裁者"，还是"围绕着我的幽灵"，或是"我进食时反对的小人"。通常，自我中这个隐秘但强大的部分被体验为她们因自己或他人不认可而试图隐藏或否认的一切事物的化身。当她们定义这个独立的部分时，这个不同的人似乎总是一个男性。虽然很少有人公开表达，但她们一生都觉得作为女性是一种不公平的劣势，她们梦想在那些因为是"男性化的"而更受尊重、更有价值的领域有所作为。她们过于苗条的外表，出色的运动表现，以及坚持到精疲力竭的毅力，让她们自豪地相信自己和男人一样优秀，并不再让"那个小人""邪恶的幽灵"或其他一些奇幻的力量用内疚和羞耻来折磨她们。

神经性厌食一旦发展成形，将裹挟着青少年发展时期孤立无援和无法融入的悲惨后果，成为一种非常严重的疾病。因此，应该尽一切努力在其发展初始阶段就识别它，更好的做法是意识到心理上的先兆，并把它作为发展缺陷的警告信号。这些女孩中的大多数都接受过良好的教育，她们聪明，拥有成功的父母，并就读于优秀的学校。那些负责照顾和教育这些青少年的人需要警惕这样一个事实，即"从不给别人惹麻烦"的孩子已经有了麻烦，过度自觉、过度勤奋和顺从的表现是对问题的警告信号。在许多方面，这些孩子满足了每个家长和老师对完美孩子的想法，但他们是以一种夸张的方式做到的。要变得不限于好，而是"更好"，正是这种额外的推动力使得这些不快乐的、让自己挨饿的青少年和其他有能力享受生活的青少年之间有了巨大区别。真正的预防需要尽早认识到，他们令人满意的超级完美实则是其内心痛苦的标志。

第 4 章

疾病伊始

当黛西看到一张自己穿着宽松裤子弯腰的照片时，她惊恐地发现自己看起来"胖得令人发指"。她在寄宿学校里长胖了些，因为那里的饮食比家里饮食的淀粉含量更高。[①] 她下定决心要减掉这些多余的体重，再加上这张照片说服了她减肥是当务之急。于是她将自己的饮食降到了最低限度，但是发现她很难坚持这样严格的节食方案。她被自己进食的需求所折磨着，但同时又恐惧变胖。她发现她会大量地进食，以至于感到身体发沉、肚胀、不舒服。她意识到自己好像"病了"，因为她会在每顿饭之后把食物吐出来。在六个月内，她的体重轻了大概 40 磅（约为 18.1 千克）。体重极其轻微的增减还有她吃得多还是少已经变成了她所有想法的焦点，这些关注已经取代了很多她

---

① 厌食症患者通常会限制他们淀粉类食物的摄入量。——译者注

以前的兴趣。

有很多人记得某一个明确的事件或言论让他们觉得自己太胖了。事实上，这往往是压死骆驼的最后一根稻草。对自我感觉是否良好的担心往往会出现在疾病发作之前。厌食症患者一贯声称他们限制自己的饮食是因为他们太胖了。但其实只有一小部分患者是超重的，这些患者也只是比健康体重超出了5~10磅（约为2.3~4.5千克），很少有超重更多的。我以前只见过一个厌食症患者开始节食时是明显超重的，那是一个15岁的男孩。在他洗照片的时候，他突然间"觉得"自己的脸特别胖。在绝大多数情况下，患者的体重是非常正常的。他们表现得像从来没有人告诉过他们，在青春期期间身体发育出曲线和一定程度的圆润是正常的表现。那些他们所认为的具有破坏性的调侃其实和其他青少年听到的关于拥有曲线和变得矮胖敦实的言论没什么不同。有不少患者在开始他们极端节食的时候是偏瘦的，但是他们同时也声称他们觉得自己体重过重或者体重增长过快。

患者往往是在面对新的经历时开始痴迷于体重和饮食的，例如参加夏令营、换到一所新的学校或者离开家上大学。在这些新的环境里，他们感到自己在一个不利的处境中。他们害怕自己交不到新朋友，害怕自己不够健壮，担心自己"胖乎乎的"。有些人彻底变得沮丧了，因为他们丧失了以前身边熟悉的支持，或是因为他们不喜欢新环境的食物。第一次体重下降有可能是偶然发生的。他们可能在这个时候收到了和体重下降相关的赞美和仰慕，于是以自己看起来更瘦而过度自豪，享受这一点，并且决定为了收获更多的仰慕减掉更多的体重。

在高强度的心理治疗期间，我们了解到患者们对于"过度肥胖"的恐惧有许多不同的含义。这些青少年对于任何听起来像批评的言论格外脆弱，他们感觉被调侃就像被凌辱一样。这些突如其来的节食行为通常不像表面看起来的那么突然或者那么单纯。随着进一步的接触，我们更清楚地了解到，这些青少年进入了他们人生中的困境：他们不可能再继续以前那样的生活了。他们通过节食来逃避，以过于苗条的身躯撤销青春期带来的身体变化。青春期的生长发育给他们带来了困扰，但在其中他们无法真正地做出改变，于是他们用逃避来打断变化，他们将自己的身体变成了他们唯一可以行使控制权的角斗场。

这样的窘境出现在青春期的不同阶段。有可能出现在童年后期，在青春期发育的迹象开始之前。更常见的是出现在身体变化开始的青春期。这些女孩对她们所认为的失控迹象感到格外焦虑。人们普遍认为，那些早发的神经性厌食更容易获得治疗。有多种原因可以来解释这一点。可能最重要的一点是，其涉及的自我主张行为开始得很早。这些孩子不愿意继续以患病之前超级顺从的性格生活。另外一个能解释早发的神经性厌食有相对更好的预后的原因是，患者依旧住在家里，这样就可以进行针对整个家庭的治疗，可以打断父母极端的介入。

当这些青少年面对一些他们没有准备好如何应对的变化或新产生的需求时，厌食症便开始显现。当疾病的显现处在患者面临新情况的时候，比如搬到一个新的小区或者离开家的时候，我们很容易认清这一点。这有可能是他们第一次自己一个人生活，他们不得不凭借自己的能力获得地位。与此同时，他们被无法追赶上他人的恐惧所麻痹了。他们通常不确定自己想要或期待的是什么。埃丝特在离开家上大学之前毫不隐瞒地表露了这一点："困扰我的是，我不知道我应该成为哪一种女孩。我应该跟那些运动型的人一起玩，还是应该变得成熟些，或者是应该做一个书虫呢？"她对做本来的自己或者表达出自身性格会是怎样的体验毫无头绪。

费丝跟她的母亲和祖父母关系非常亲近。在她 10 岁的时候，因为他们觉得费丝需要学会独立，就把她送到了一个夏令营里。那时她极其不开心，她觉得自己又胖又笨拙，不参加任何活动。费丝的父母希望她慢慢学会喜欢上这个夏令营，希望她学到一些运动技能并且交到新的朋友，所以他们没有按照费丝所要求的那样接她回家。费丝在这期间瘦了些，这很合乎她的心意。但是在回家之后，费丝越来越瘦。她变得郁郁寡欢，而且要求越来越高。她拒绝吃比她身体所需最低摄入量更多的东西。她变得坐立不安，她会在楼梯上跑上跑下或者在走廊里来回走动。在四个月以内，她的体重从 90 磅（约为 40.8 千克）掉到了62 磅（约为 28.1 千克）。

费丝反复指责她的母亲："如果我还是健康的，你不会更爱我，你不会关注我。"实际上，她的母亲对费丝过度关注了。费丝需要做的是跟她父亲还有其他的家庭成员接触更多些。在几次家庭治疗后，事情看起来有所改善，而且费丝逐渐恢复了些体重。但是，在她 15 岁的时候，费丝的厌食症复发了。在复发前一年发生了几件事。首先，她开始来月经了，她很厌恶这件事。其次，她进入了一所规模很大的高中，在那里她感到格格不入，而且她很不赞同她同学自由散漫的行为。此外，她的哥哥也离开家去上大学了。这重新点燃了她从前的恐惧，她害怕因为家人们不再需要她而在家里失去地位，从而被所有人抛弃。她能够意识到，她无法依附着自己的母亲度过一生，不得不面对自己需要学会独立行动的事实。所以她转到了一所小一点的学校，在那里，她感到自己抵抗过度社交和性需求的压力变小了。同时，她也接受了自己需要更加集中的治疗。

在格蕾丝的案例中，正是对于生理发育的恐惧催生了她的厌食症。她是家里三个女儿中最小的。她的两个姐姐都在 11 岁的时候就来月经了。她的二姐体重非常重，而且不断被批评没有节食的毅力。格蕾丝在即将 11 岁的时候重 110 磅（约为 49.9 千克），她比大部分同学都要高一些，而且知道身边的人都还没有来月经。发现第一道血迹的时候，她开始担惊受怕，因为她知道这是月经初潮的征兆。她不知道要如何应对它所涉及的责任，而且她害怕被嘲笑，害怕有奇怪的气味，害怕一不小心染脏自己的衣裤。她想要将自己的月经初潮推迟到十四五岁。当她在学校看了一部有关青春期性发育的电影后，她为此做点什么的决心愈演愈烈。在六周以内她减了将近 27 磅（约为

12.2 千克），青春期到来的迹象也随之消失了，直到两年之后她才开始来月经（应该注意的是，在所有案例里，厌食症患者都会停止月经）。

通常是针对青春期身体变化的惊恐恰恰促成了患者对苗条的欲望。正常的身体发育和变化被理解成了"肥胖"。无论对于身材的外界批评是什么，他们更深层次的焦虑是，随着体格变成成人的大小，他们的行为也被期望着变得更加独立。很多人说，厌食症患者在表达他们对于成年的恐惧，但其实他们害怕成为的是青少年。

****

在青少年时期，海泽尔很享受受人欢迎的感觉而且常常与他人调情嬉笑。她听到她父亲说："她现在是要变成青少年了吗？"这句话让她感觉自己的爸爸很厌恶这一点并且可能会冷落她。这种焦虑的来源是一个比她大很多的同父异母的姐姐。根据家庭传闻，她父亲表面上称姐姐是他的宝贝女儿，但心里对她感到失望。海泽尔不知道故事的任何细节，她只知道成为青少年可能会导致自己蒙羞，于是她退出了所有的社交活动。她想要通过在学术和体育上脱颖而出来赢得她父亲的爱和赞赏。她越来越多地限制自己的食物摄入。对于海泽尔来说，这演变成了一个"以心制身"的问题，并且她在以最直白的方式践行这一点。她表明："在你特别不开心的时候，并且你不知道如何完成任何事情的时候，对于你身体的掌控就变成了一个至高无上的成就。你用你自己的身体创造出了只属于自己的王国，在这里你是一个独裁者，有无上权力的独裁者。"在这样的心态下，对任何身体上的需求的毫不屈服变成了最高尚的品德。他们最剧烈否定的正是对食物的需求。无论是多痛苦的饥饿感，要是能再多忍受一小时，要是能把最微小的饥饿感推迟到极度饥饿，就是胜利的标志。这反过来也导致了厌食症患者对于周围世界的隐秘的自豪感和优越感。

饥饿感不是唯一被否认的生理需求，厌食症患者对于疲惫的不屈服同样很明显。再多游一圈，再多跑一英里，做越来越多折磨人的健身操，这一切都变成了一个象征战胜自己身体的标志。在寒冬里不穿大衣或在能把皮肤冻得发紫的冷水里游泳也是出于同样的原因而被重视，虽然饥饿带来的一个令人痛苦的副作用是对于寒冷异常敏感。身体的需求不得不在每一天、每一小时，甚至每一分钟被克制。

艾琳害怕成为青少年，但是她不害怕长大。她希望她可以像睡美人一样，睡一觉起来就长大成人变成 20 岁了。她的童年时期相当孤独，而且她父母跟她说过作为青少年，她的生活会变得更加快乐，男性朋友会如何青睐于她并且她可以出去约会。从这些言论中，艾琳听得出她父母对她的担忧，并且她更加有决心不去做那些他们所说的光鲜亮丽的事情。她一直都觉得她父母把她做的任何事都当作他们自己的成就。她可以想象他们如何会在她出去约会的时候一直等她回家。他们表面上看起来很开心，实则内心非常担忧。她预想他们会怎样坚持让她一字不落地给他们讲发生了什么，包括他们常常不停讨论的青少年精彩生活里骚动的那一部分，以及他们希望她可以体会那些他们所错过的人生经历。艾琳没有选择朝着自由更进一步，而是担心她会更加紧密地和她的父母联系在一起。所以她完全远离任何青少年的活动，拒绝参加学校组织的聚会。即使她认为舞蹈是一个很有意思的艺术形式，她也拒绝去上舞蹈课。她上的是一所女校，而且她仅存的几个朋友的注意力也像她一样都放在学业上。她没有出去约会过，也不考虑任何约会，她甚至不和那些对约会感兴趣的女孩子交流。

小时候，艾琳从来没有痴迷于她的体重。在她 11 岁的时候，有几个班上的女孩子开始讨论节食。她觉得这很奇怪，因为她们在她眼里看起来都还好，同时她庆幸她喜欢自己的身材。然而，一年过后，当她出现早期的青春期发育时，她的儿科医生评论她说她变得太圆润了。艾琳便开始了一个严格的控制体重项目，丝毫不允许她的体重涨到 95 磅（约为 43.1 千克）以上。虽然她一直在成长发育，但是她没有来月经。15 岁那年是她与她的父母以及自己仅存的朋友之间感情动荡的一段时间。于是她开始让自己挨饿，体重急剧下降。她尽可能地变瘦，并且开始因为区区一盎司的体重增长而厌恶自己。

乔伊斯也明确描述了她对于变成青少年的恐惧。即使她有姐姐，她在成长过程中也像一个独生子女一样，她觉得她和自己父母之间的关系非常特别。他们之间关系太紧密了，以至于她父母不想让她有外界的兴趣。在十一二岁的时候，她去上舞蹈课，班上的一个男孩对她有兴趣，她也同样喜欢他。但是在和她一起搭车的女孩们开始拿他们打趣的时候，她感到非常不好意思，尤其是她妈妈在开车的时候。无论她怎么拒绝，那个男生都坚持邀请她一起去看电影。她不知道该怎么办，一方面她很想跟他一起去，也不希望他失望；另一方面她又不愿意跟家长说这件事。

她坚信她的父母不会同意。甚至更糟的是，他们可能会违背自己的真实心意而同意。她花了好几个小时尝试想明白怎么委婉地告诉男生不要过来。当那位男生来的时候，她让他离开了，并且解释说她去不了而且她从来没跟她父母提过他的邀约。

这种优柔寡断的痛苦体验太过强烈，以至于乔伊斯决定不再面对它。从那以后，她会打消任何对她有点兴趣的男孩的积极性。甚至在乔伊斯明显的体重下降开始之前，她妈妈就很担心乔伊斯不参加任何社交活动。乔伊斯害怕对于约会任何的兴趣会导致她朋友圈内的八卦。她把不吸引任何注意力到自己身上作为生活准则，因为她觉得让自己成为其他人的谈资会是件很痛苦的事。这就好像她生活在一个极为严苛的村庄，所有人都会被他人评判，一个小问题都会变成永恒耻辱和谴责。她所有关于这种危机的恐惧都在她读《红字》[①]的时候被确认了。

与此同时，她也被自己的身体变化所困扰。从小时候

---

① 《红字》（*The Scarlet Letter*）为美国作家纳撒尼尔·霍桑（Nathaniel Hawthorne）的浪漫主义小说。小说中，霍桑用"红字"作为耻辱的象征，也是小说中女主人公的身份的象征。在乔伊斯的案例中，她将《红字》的情节以及书中对于耻辱的刻画联系到了自己的生活中。——译者注

开始，她就觉得看起来像一个女人不是什么"好事"，她抵触她的身体组织变得圆润丰满，觉得女性的身体不美好。乔伊斯的妈妈在40多岁的时候才生下了乔伊斯，所以乔伊斯完全没有对自己姐姐青少年时期样子的记忆，也不记得当初自己对她们有什么印象。为了避免年老之后肌肉松垮下垂，她决定避免在青春期发育的时候变得有曲线和丰满。她想要拥有一个尽可能好的身材，对于她来说这意味着要保持身材苗条单薄。她把自己的体重降到了70磅（约为31.8千克），并且她为自己可以变得这么瘦，保持没有曲线，且达成了自己的目标感到无比自豪。

她非常抗拒谈及这些想法，因为她意识到了这很不正常。只有在她的治疗取得相当大的进展之后，她才能坦诚地讲述她对于自己身材的极端痴迷，谈起她有多厌恶身体正常的生理发育："有的人肚子十分平坦，这是我一直所追求的，但是我担心我天生不是这样的。我的肚子是我的致命弱点。我一直被它所困扰，而且我被迫承认我一直所拒绝的，承认这是无法逃脱的命运。我尝试操控我自己的身材，让它成为我想拥有的样子。但是我不得不接受事实上我的身体无法达成我的目标，我将不得不成为我不愿成为的样子。"

****

　　这些青少年没有为面临伴随青春期而来的问题做好准备，但在某种程度上，存在着明显的个体差异。很多人对自己无法追赶上他人感到困扰，他们也惧怕自己被大家评论为缺乏自主性。在最近几年，我见过许多患者，他们为了证明他们的社会能力，会坚持采取一些相对极端的举措，比如在 16 岁左右的时候独自出国旅行。对于很多人来说，这种对于解放和自主的刻意追求直接促成了疾病；他们发现自己依旧感到孤独、消沉、被他人孤立。

　　当凯西去了一所在东部的著名的寄宿学校时，她不仅饱受离家的折磨，而且因为在学业上遇到困难感到自己很失败。直到那之前，她一直确信，作为"完美父母的完美女儿"，她有能力而且终究会把所有事情都做对做好。在中西部的一所高中里，她是一名优秀杰出的学生。现在，她感觉像一个骗子一样被戳穿了。她渴望再次做回父母的小孩。5 英尺 9 英寸（约为 1.75 米）高的她强烈地渴望自己"变小"，这样她就可以完全地依赖于她的父母并且被他们照顾。现在，随着凯西的体重逐渐下降，她的体型变小了，这让她逐渐确信了这一点。她的妹妹对这整个过程表示震惊，而且将其精确地总结为"她吃掉了所有关注"。这恰恰是凯西想要获得的，她渴望来自父母专一的关注。在她离开家之前，她是她母亲最亲密的朋友，她认为是她在维系她父母之间的关系。她担心某一天如果她不在母亲身边帮她解决问题，她的父母就会分开。现在她感觉自己的疾病会维系着自己父母的关系。很多其他厌食症患者也有这种想法，他们默默地通过变得越来越瘦来践行这一信念，需要庇护的他们在通过这种方式确保来自父母永恒的爱和关心。

有些人觉得离开家上大学会帮助他们变得更加独立，因为这样他们就摆脱了家里的密切监督。但琳达发现相反的事情发生了：她在大学里重建了自己的家。她保持着一模一样的作息，甚至尝试模仿相似的社会关系模式。在大学里，她感到完完全全地格格不入，所以在第二年的时候，她的体重急剧下降。于是她回到了家里，在当地的一所大学就读。

在治疗期间，大概在开始治疗的两年之后，她做了一个梦。梦里她丢下了所有人，去了一个很远的地方，好像是法国的某个地方："那好像是一个永久的告别，就好像我将要生活在欧洲一样。那里有许多朋友，其中还有一个学校里的好朋友。她也跟我说过要去法国，而且问了我到底要去哪里。但是我感觉她只会在她所在的地区停留，而且离我一点也不近。我知道即使她问了，她也不会过来拜访我。"她们俩从小学就认识彼此了。那个时候那个女孩马马虎虎的，从来不会做那些超出必要的事，但琳达一直都很努力地学习。现在她意识到，她不只是很思念自己的家和父母，而且还很想念自己儿时的朋友。在患厌食症期间，她不再从以前的那些朋友那里感觉到归属感，因为他们已经把童年遗忘在脑后了。她感觉自己像一个被流放的人一样，抛下了所有重要的事情，被判下了永恒的孤独。她感觉自己曾经参与过的任何事情都在分崩离析，她也感觉到她现在完全依赖自己了。这些想法令她非常恐惧。

来自外界需求的变化似乎总是与家庭中的变化或必要变化的缺失同时发生，而后一种情况更为常见。在三个家庭里，母亲都在女儿发展出厌食症的前几年做了乳房切除手术。母亲因此变成了那个需要被特殊关照的人。这形成了新的过分依赖的紧密关系。在一个案例中，这种紧密关系是母亲直接要求的，但也是女儿的愧疚感所促成的。在正常情况下，孩子在这个年龄会开始寻求自立自主，在家庭以外寻找友谊和亲密关系。但是，这些患病的女孩感到有义务帮助自己的母亲，义不容辞地留在家里，给妈妈提供了她们担心妈妈所丧失的乐趣和保护。

有些患者是家里最小的孩子，对他们来说，当家里大一些的孩子离开家去上大学的时候，家里的整个形势就发生了改变。玛戈的童年饱受精神压力，在这期间，她花了所有的精力来赶上自己的三个哥哥。与此同时，当她的哥哥们把她当作"家里最小的妹妹"关照的时候，她感到很安心。她尤其跟比自己大三岁的三哥关系紧密。他在玛戈15岁的时候离开家里上了大学，她突然感到自己在父母面前变得孤零零的，她并不了解他们。在之前，她从来没注意到家中的紧张和压力，而且她母亲不是很开心。她在两种复杂的情感中纠结：她一方面渴望爱，渴望亲近母亲；另一方面又愤怒地拒绝被迫产生的愧疚感，抵抗保持亲近的义务。就餐时间格外痛苦。之前她可以和自己的哥哥一起吃，现在她要么跟她父母一起吃，暴露在父母之间的紧张关系里，要么自己一个人吃。她准备去上大学的时间越来越近了，她意识到自己完全没有准备好。面对所有这些问题，她的厌食症开始了。

在其他女孩的案例中，到达青春期可能是她们隐秘的想要成长为男孩的梦的终结。只有几个病患坦诚地承认她们更希望自己是个男孩。一些人在开始表达自己对于女性身体的厌恶时会聊到这一点。在乔伊斯上学之前，她曾和小区里的一位男孩一起玩。即使对于具体细节的记忆很模糊，她也能清晰地感觉到那时她对于自己女性身体的不满意。那位男生更加充满活力，可以把事情做得更好，更加独立。现在，她觉得自己的苗条身材让自己看起来更像男性，而且她想要和男性相当，尤其是在证明她有同样的耐力上。即使她知道她不像男性一样强壮，她还是强迫自己做任何男人都能做到的事。但是她不喜欢那群同样强壮高效的女性，因为承认自己比她们差太痛苦了，承认自己比男人更弱更简单些。极端的瘦弱是其中一个她用来证明自己能力的手段，证明她可以不顾艰难险阻地坚持。在更早的文献里，对爱情的失望和性创伤通常被认为是疾病的诱发因素。这类事件可能会伴随着导致体重急剧下降的歇斯底里反应。这类描述和真实的神经性厌食截然不同。神经性厌食的特点是逃避任何性接触，躲避任何肢体接触。

即使那些导致厌食症发生的外界事件或内心感受大相径庭，我们仍可以归纳出一些共同特征。患者报告出的"病因"很少是真正的疾病诱因，它们只代表了那些让内心的不满变得无法承受的额外需求或冲突。通过具体、幼稚的思维方式，厌食症患者将他们的不适感归咎于身体，并且尝试通过饥饿和令人疲惫不堪的活动来改变自己的身体以解决所有问题。他们因为自己真实或假想出的缺点责备自己，而且在他们抵触物质享受和欢愉的方式里也存在着明确的自我惩罚元素。

在另一个层面，人们可能会把整个疾病看作一种尝试让时间静止的努力，不继续成长而是回到童年时期的体型和功能。一些人直接地表达了这一点。即使他们意识到他们的成长方式使他们没有准备好在人生中前行，他们依旧经常渴望重现以前的境遇。家庭的缺点存在于不易察觉的互动模式和预期下，但同时家里也充满着爱和温暖。诺玛和她的母亲反常地亲密，反而在和朋友相处时缺乏安全感。她在家里体验到的是没有焦虑的生活。"我经常有一种温馨的感受，像一个圆圆的、温暖的球包裹着我一样。那是一种没有恐惧、没有焦虑的体验。"但是她也知道这种美好的感情让她对家庭之外的生活缺乏准备。"这种关于'温暖'的体验基本上是非社会化的，我生活在我的家庭和我父母的朋友构成的圈子里。"她开始把这种温馨的生活比喻成一个迷茫的伊甸园。她 16 岁时罹患的厌食症是一个荒谬的替代物，并且现在 19 岁的她将此比作恶魔在地狱所创造的万魔殿，像弥尔顿在《失乐园》（*Paradise*

Lost）^①里描述的那样：

> 他们企图把它变成他们自己的城市，但是那只是一个对天堂的拙劣模仿。他们失去了天堂并且想要重建它。他们并非故意拙劣模仿，他们想要逃离苦难，而不是建造它的内核。他们创造了一个物质上美好的城市，那里有丰富的矿石、珠宝和精工细作的手工艺品。但是那里缺乏天堂的本质，那里是荒唐的、可悲的畸形产物。

> 相似地，我想要逃避焦虑、虚无感、分离感、痛苦。神经性厌食不是一个让你自己受苦的尝试，而是一种站在已然堕落的角度，以彰显它的方式重现伊甸园的尝试。伴随着你所感受到的痛苦，伴随着严寒，温暖再次变得更加真切和美好。食物变得更加美味，更加令人满足。所有的事情变得有序、有条理、简洁明了。所有的事情可以被幻想成井然有序的样子。我并不想重新变回小孩，我就是想感受我小时候在那个以我的家为中心的、非社会化的生活中所感受到的。

---

① 《失乐园》为英国诗人约翰·弥尔顿（John Milton）所做的史诗。这部史诗以《圣经·创世纪》为基础，讲述了人类堕落的故事。撒旦诱惑了亚当和夏娃，导致他们最终被逐出伊甸园。——译者注

第 5 章

厌食症患者的视角

每个人都知道节食是怎么回事。它伴随着伊始时的热情，持续自我否定的枯燥乏味，还有放弃时的解脱。但厌食症患者很不一样：他们不停地在节食。他们所坚持的时间越长，他们的思维方式和反应就会变得越反常。任何违反了他们强加给自己的苛刻规定的行为都会让他们感到愧疚。屈服于自己身体"粗俗的"生理需求会让他们感到愧疚，而且他们会通过更加严苛的极端饥饿来谴责自己。

如何从看起来稀松平常的节食变成死板的、自我毁灭式的，但又被极力捍卫的对于体重和食物的迷恋？对于这种转变的发生，我们知道得少之又少。在疾病的初始阶段，厌食症患者很难引起医生的注意。那些相对"新近"确诊的患者甚至已经减了 15~20 磅（约为 6.8~9.1 千克）的体重，并且已经陷入严苛的节食三四个月了。相对于那些已经节食数年并且已经把厌食行为融入平时的思维模式和生活方式里的患者，虽然这些"新近"的患者的态度没那么严苛，但是这三四个月足以让转变发生。质问这些患者并没有什么帮助，因为他们非常焦虑和戒备，以至于他们会否定任何不寻常事情的存在。我所了解到的厌食症患者的立场的发展演变来自那些已经康复了的病患。他们已经可以接纳自己的长相和身材，并且不再痴迷于节食了。他们已经准备好坦诚谈论自己过往的经历。虽然他们依旧记得这些经历，但他们现在认为这些经历是奇怪且不可理喻的。

他们一致认同，一开始这不过是一个为了变瘦的不认真的行动，即使他们并没有真的超重。要认清这是一个反常的行为很难，它是在很多青少年开始关注到自己变化的年纪发生的。他们从花童变成优雅的人，从短发到长发，从严肃的到时髦活跃的。这段时间，他们倾向于感到孤独，感觉自己被排挤或是不被重视。强化节食行为的首要事件是来自他人的震惊。突然间得到了他们以前错过的关注让他们感到受宠若惊。一个女孩曾对一只小狗产生嫉妒心理，因为她感到她的母亲给予小狗的爱和关注比自己收到的还要多，另一个女孩觉得她的父亲跟狗在一块的时候比跟她在一块的时候要更有趣。

真正的区别在于，他们对于自己能完成这么困难的事情（也就是节食）感到自豪和高兴。突然间事情变得简单了，他们坚信可以永远这样下去，而且这很快就演变成"我享受饥饿感"的感觉。现在这不再是普普通通的节食了，饥饿的继发生物效应开始发生，身体感受也被改变了。有一个女孩这样形容道："当饥饿和节食变成了让人乐于去追求的事，其他的事情就发生了。你会陶醉在其中，我认为这和酗酒的机制很像。"大多厌食症患者会感受到一种新的感官上的敏锐，这在短期内让人感觉非常好。他们确信自己正在经历一些非常特别的体验。随着时间流逝，这种超强的敏感度可能会变得惹人厌烦，而且更加将他们排除在日常生活以外。随着患者们的身体状况逐渐变好，很多人感到惋惜，因为他们觉得自己看到的花不像以前那样鲜艳了，或者自己看到的叶子的形状、云的形状不再那样引起感官的兴奋了。

随着饥饿愈演愈烈，新的症状和态度也在发展。厌食症患者把这些症状和态度融入自己的体验和反应里。与感觉敏锐度增强和时间感紊乱（和饥饿相关）的一些方面不同，很多典型症状都有一个发展历程。厌食症状态的发展演变不是一个突然间无意识发生的过程，它每时每刻都需要患者主动且机敏的注意力。这不只是一个他们无法改掉的习惯，维持这种状态需要忍受痛苦并持续付出行动。他们非常努力地去改变、拒绝、曲解那些来自他们感官的证据。这部分是由饥饿感导致的，而其他很多方面和患者的自我以及社会概念化不成熟有关，这一点现在变得十分重要，而且被用来努力改变生活的现实。

疾病拖的时间越长，患者的体重降得越多，厌食症患者就会变得更加确信他们是特殊且不同的。他们更加确信瘦弱的身材让他们有价值、重要、非凡、与众不同、杰出。他们每个人都有一套秘密说辞，用来形容这种他们一直向往的优越感。这样一来，他们感觉自己不再能够同普通人交流，因为普通人无法理解他们。

这种日益严重的孤立感可能对长期的悲剧性发展产生了最具侵蚀性的影响。厌食症患者无法再获得任何纠正性的经验，尤其是在青少年发展的重要时期通过与他们同年龄段的人接触所获得的经验。他们因此处于完完全全的自我陶醉中，只思考体重和食物。他们的思想和目标已经变得诡异，并且他们围绕着食物构建了很多奇怪的想法。有关食物的想法占据了他们思考其他任何事情的能力。他们在自己的学业上花费越来越多的时间，因为他们迫切需要在所有事情上变得优越，但是因为食物占据了他们的思维，他们无法专注下来。

许多患者对烹饪表现出了更大的兴趣。这似乎涉及了某种社会学因素。在中产阶级的家庭里，通常是妈妈来掌管厨房，而厌食症女儿从母亲那里接管做饭的责任。她给全家人做饭，烤特色的蛋糕和曲奇，甚至强迫其他人进食，但是她丝毫不外露自己的饭量有多么少。在上层阶级的家庭里，通常有一个专门掌管厨房的厨师，厌食症患者会沉溺于购买大量的食品杂货，但是不会真正下厨。在其中一个厌食症患者的家庭里，父亲为了预防厨师和自己的厌食症女儿起冲突，给女儿专门建了一个特殊的厨房。

欧佩尔的母亲在她 10 岁的时候去世了。在她 13 岁的时候，她想去上寄宿学校，但是那时她不会与住在同层的女生交流，因为她觉得那些女生只对男孩子感兴趣。她在上寄宿学校的一年时间里长胖了些，但是她在回家之后并没有为减重感到困扰。然而，她发现自己曾经的朋友已经变了。她们也只对男孩子感兴趣。欧佩尔尝试过也像其他人那样做，并且也约会过几次，但是朋友的变化让她变得很沮丧，以至于她退出了所有的社会联系。15 岁的时候，她对节食开始有了过度的关注。从那时开始，她的生活围绕于维持掌控感。在最开始严格节制饮食的阶段过后，她被自己进食的欲望吓坏了。通过变成一个烹调大师，欧佩尔发展出一套完善的掌控方式。一开始她通过这个方式来维系和以前朋友之间的表面关系，他们很仰慕她的厨艺，但他们没有什么别的可以聊的。欧佩尔高中毕业的时候体重只有 60 多磅（约为 27 千克）。在她去上大学的时候，她感觉自己和学校里其他女孩子已经脱节了。她离开了学校，住在家里，越来越与世隔绝。

花时间做饭让她稍微少了些抑郁和焦虑。欧佩尔和她的爸爸住在一个大房子里，家里有管家和厨师。为了缓解她的焦虑，欧佩尔的父亲在房子当前的基础上扩建了一个特殊的厨房和"餐厅"藏书室。在那里，她收藏了一千余卷烹饪书，专门钻研古老的英国菜谱。她养成的习惯让她在许多年中免于焦虑的困扰。在 20 岁的时候，她来进行心理咨询，因为她的"避难厨房"不再有效了。她开始了治疗，并且和自己的心理治疗师关系不错，但是事情没有任何改变。在她结束自己的治疗之后，她会去逛各种超市找寻确切的食材，有时候会逛好几个小时。之后她会在她配备各种现代设备的厨房里准备自己的美食。这也往往会花费数小时。她很少在午夜之前吃上饭，在那之前她会钻研她的烹饪书来想出新的食谱。无论她吃得有多慢，无论她怎样尝试限制自己，她的体重都在逐渐回升，现在她已经 90 磅（约为 40.8 千克）了。即便她知道现在她比正常体重轻很多，她也依旧被对于长胖的恐惧所困扰。

在欧佩尔进行心理咨询期间，她的一些特质变得愈发明显了。比如，她不能忍受别人建议的事情，可是她同时也对她自己想要什么毫无头绪。她真正感到烦恼的是，生活中确实很少有可以绝对确认的且不是由他人建议的事情。在很长一段时间里，她保持瘦弱的身材，做出精致的菜肴，并且限制自己尽可能少地吃东西。这些事情让她感到安心，觉得自己真切地在做自己想做的事情；现在，她对这一点不再有把握了。之前，因为她父亲顺从她的特殊愿望并且给她建造了自己的厨房，她也感到十分宽慰。但是，她知道她父亲对于她的孤立以及她对其他活动的抵触感到绝望。在她的治疗师和她讨论新的治疗方案的时候，欧佩尔用自杀来威胁，于是心理咨询在一些基本问题得到澄清之前就被终止了。

****

厌食症患者坚称他们不能"看出"他们自己有多么瘦，而且他们坚持认为其他所有人表露出的担忧都是不切实际的，因为他们看起来恰到好处，没什么问题，并且他们看起来就是他们想要的样子。他们甚至声称自己还是"太胖了"。这种对体象的错误认知是神经性厌食的一种特征性临床表现，同时也是一种自我欺骗性的训练。实际上，他们反反复复地在镜子前面观察自己的身体，对减掉的每一磅体重、显露出的每一块骨头感到自豪。他们对自己的身体越感到自豪，他们对自己看起来没什么问题的断言就越肯定。

有时，我们可以了解到厌食症患者在患病之前是怎么看待她们自己的。我的许多患者都相当肯定她们对自己的身体感到满意，为自己的好身材、高个子、优雅气质感到高兴。一部分人回忆起她们曾经如何惊诧于其他女孩对自己体重的担忧，如何惊讶于这些女孩做的那些剥削自己的傻事，比如不吃甜点。但是在很短的一段时间之后，当她们出于某种原因开始了自己的节食计划时，她们突然对自己有了不同的看法，无法看到自己太瘦了。

伯特在 15 岁的时候决定开始严格的节食计划，那时他重 180 磅（约为 81.6 千克）。他也开始了一个运动计划，他进行高强度的游泳并且开始参加他以前逃避的体育比赛。他很自豪自己有这样强的意志力，向所有人证明，尤其是向他妈妈证明，他可以坚持节食。六个月以后，他的体重降到了 126 磅（约为 57.2 千克）。所有人都很佩服他，说他看起来很棒。但是很奇怪的是，这个时候他突然看不清自己长什么样了。在那之前，他能观察到自己的体型在逐渐缩小，注意到他每周都在变得更纤细。但现在，他突然害怕自己会再度长胖，实际上他感觉到自己在变胖，可是体重秤上的数字却显示他其实更瘦了。他急剧减少了饮食量，停止称自己的体重，而且发疯似的纠结于自己是不是再度长胖了。他声称他看到自己肿胀起来。但是，四个月过后，在他开始住院治疗的时候，他的体重已经降到 88 磅（约为 39.9 千克）了。

这种对于体重疯狂的关注看起来是厌食症患者想达成的却不可能做到的事情的一部分。他们希望通过变得非常瘦来变得非常特别，从而获取自豪感。他们给自己强行灌输了不同的价值观。他们不仅会高估自己在照片或镜中形象的尺寸，好像失去了正确透视事物大小的能力，而且在实验室研究的场景中，他们还会高估其他人的体格和抽象的距离。疾病的严重程度和一贯高估的程度成正比。他们对自己身材高估的程度越大，他们对于治疗就会越抵触。临床上观察到的情况也是如此。对于自我欺骗的需求越高，厌食症患者就越不愿意重新审视其所遵循的价值观和观念。错误观念和自我欺骗对厌食症患者内心的焦虑起到了保护作用，他们担忧自己不能成为一个有价值的且能够指引自己生活的有机体。这也是厌食症是一种自我延续（self-perpetuating）的疾病的另一个原因。如果没有有意义的干预，没有人帮助他们更现实地看待世界，那厌食症患者的这种观念会持续数年。这可能会导致他们的死亡（以前文献里的数据指出厌食症有将近10%的死亡率），但更常见的是让他们身处痛苦的孤独和长期的无效主义中。

一旦厌食症患者建立起对骷髅般外表的非同寻常的自豪感，就很难让其做出改变。帕蒂的自豪感和愉悦感来自她在10年内因为厌食症而没有超过75磅（约为34.1千克）的体重。尽管她反复努力尝试参加治疗，她都没能长期坚持下来。她同意再进行一次咨询，为此她下定决心不再增加体重，并且通过将体重减到62磅（约为28.1千克）以下来准备这次咨询。她很抗拒地同意参加一个静脉内高营养治疗项目①。随着她的体重逐渐回升，她对待自己身材的态度出现了一个很有意思的转变。只要她的体重低于 70 磅（约为 31.8 千克），她会毫不犹豫地掀开她的睡衣，向任何人展示她的躯体被皮肤充分地覆盖着。她想证明给大家看她真的很胖，她的身体没有任何问题，她看起来很正常。当她的体重上升到让她的身体出现一点能注意到的曲线，她就会变得更加保守谦逊，甚至有点过分拘谨了。她解释道，只要她身上只有一层皮肤包裹着骨头，她就丝毫不介意别人看到她的裸体。但是现在她变得丰满起来了（虽然只有 75 磅的体重），她开始觉得自己像个女人，并且希望保持自己身体的私密性。

　　尽管这是一个很切实际的解释，但帕蒂依旧不能改变她的体重应该保持在 70 磅以下的想法，即便她曾经恢复到 85 磅（约为 38.5 千克）并且重复过她父亲的言论，他希望她有正常女人的体重，恢复月经。她会把 90 磅（约为 40.8 千克）标榜为她期待自己能够恢复月经的体重。我们逐渐明确，她对于恢复体重的抗争有一部分源自她对于月经的敌意。即使她曾经来过数年月经，她也从来没有接

①　静脉内高营养治疗，即通过植入静脉中的导管来注射营养物质，可以为患者提供所需的能量和营养素。——译者注

受这个自然机能，一直把它当作最隐秘的事情，甚至当作完全不存在一样。

在她心底，她确信她父亲不希望她比 70 磅更重，因为父亲讨厌胖女人。在她的体重开始恢复之后，她操弄了输液管，在夜里把它关掉了，于是在接下来的两个月里只增长了 3 磅（约为 1.4 千克）体重，到了 85 磅。她抱怨自己胖了，她感觉自己圆滚滚的，并且不能忍受变胖，不理解为什么体重秤不能够显示她究竟增长了多少体重。实际上，她看起来更好看了，不再像一具骷髅那样，有了初步的女性曲线，而且脸也变得柔软起来。她在墙上贴了海报，给自己写道："吃任何东西时，我都感到愧疚，尤其是高热量食物。我感觉自己品行很差、低劣、卑劣，进食之后我都对自己感到厌恶。我感觉，如果我正常吃饭，那就吃得太多了。我用眼泪来洗刷这种愧疚，我感觉自己很糟糕。"她重复着下列言论："我不吃饭是因为进食让我体重增长，但我又不希望体重增长。我感觉我是真的想吃东西的，但是我不想变胖，这样我才能保持我稻草人般的身材。我对拥有一个女性化的身体有着深深的恐惧，我害怕变得圆润丰满、发育完全。我想要变得紧致、有肌肉、苗条。我可以接受偏瘦的纤细身材，但是真的不能再胖了。"

随着她的体重增长，她变得更加有活力、更加积极主动了。因为她一直强调，只要她不再接受静脉营养治疗，她就会正常吃饭，于是她进入了一个考验观察期。不料，在一周之内，她就减掉了 5 磅（约为 2.3 千克），同时她在谈论她有多享受进食和恢复体重（这是对现实完完全全的忽视）。

在这期间，她参加了心理治疗，并渴望更深入地了解自己。一直以来她都觉得自己的生活目标是讨好父亲，当她感觉自己不再满足父亲的愿望时，她就尝试通过厌食症的生活方式来逃避。现在，她认为这是一种极具欺骗性的解决方式。她甚至感觉自己的疾病就是一场骗局。她把自己坚持要变瘦并且拒绝进食的那部分自我称为"诈骗女孩"，但她还是无法放弃这种生活方式，因为如果她恢复到正常体重，那么她就需要回到家里继续做父亲忠实的仆人：

> 我一直努力变成我父母希望我变成的样子，或者至少变成我认为他们所期望的样子。或许这都是出于我自己的感觉，感觉爸爸希望我成为一个好学生，跟合适的人交朋友，因为他从未直接提出过这些。我只是在内心深处有种感觉，就好像萦绕在我周围的空气

中一样。这其实是一种自我强加的压力，因为他从未直接要求我学习。我尽我所能做到最好，但是我猜这还不够好。我在所有方面都失败了，但是至少从现在开始，我可以努力成为最好的"我"。即使我不能满足他对我的所有期待，也希望他能同样地爱我。

帕蒂在她的一个噩梦里表达了同样的想法，这是她在漫长的患病期间能记住的其中的一个梦。在梦里她仿佛回到了高中，她需要展示一个读书报告，但是她突然意识到自己还没有读那本书，甚至一点都还没开始。那是一种匆忙混乱、令人慌乱的情况：很明显，她不是那个她一直假装的好学生。她实际上对文学或者任何其他研究都不感兴趣，她一直强迫自己做所有的这些事情，只是因为她父亲是这样期待的。从梦中苏醒对她来说是极大的解脱，因为她知道自己已经完成了高中和大学的学业，尽管她伤心地承认，她强迫自己学了那么多东西，却已经不记得学过的任何东西了；唯一重要的事情就是按照人们对她的期望行事。

她满怀痛苦地诉说了她现在生活的不正常之处：她没有成长为一个在家中居住的成年女儿，而是依旧在家里保持着孩子的地位。她像害怕体重增长那般害怕着自主生活

带来的责任，她确信她不得不保持苗条。她感觉自己并不
具备那些能帮助她独立的经历。她看起来是一个需要在精
神科住院病房长期治疗的患者。在那里，她可以重新审视
她的错误观念，变得更加能干、更加成熟，并且可以免受
破坏性节食的伤害。

****

正如我们所看到的，那些长期患有厌食症的患者对自
己的身体及其功能产生了特殊的误解和陌生的感觉。这些
误解在饥饿发生后不久就开始形成了，并且随着厌食症状
态的持续，它们逐渐变得更加扭曲、更加根深蒂固。因为
这些患者通常是受过良好教育的，有些人甚至是非常了解
生理学和营养学的生物专业学生，他们对于这些异常意象
的坚持令人吃惊。他们知道自己的想法和他们所学到的知
识相左，但是他们的反应、行为被与食物相关的不切实际
的观念所主导。其中一个女孩描述道："我的胃像一个纸
袋子一样——无论我往里面放什么东西，它只会停留在那
里并且让我感到饱。"她在尝试通过窒息的方式来清除所
有食物时相当暴力，有时甚至会严重地伤害到自己。其他

患者认为进食的后果取决于食物的性质。如果他们吃了垃圾食品，或者任何在其价值体系内不认可的食物，他们就会确信这些食物会被直接吸收到那些他们不希望脂肪囤积的地方。他们一直担心进食会撑大他们的胃或者让肚子变得鼓鼓囊囊；只有在肚子完全平坦的时候，他们才能放松下来。

在过去，这一点被解释为对于怀孕的恐惧。这个解释并不适用于我接收的患者；一些患者甚至有着积极的对于怀孕的幻想。有一个17岁的女孩为了不再进行让自己呕吐的暴力行为而接受了住院治疗，而且她对于她发达的腹部肌肉的"隆起"产生了妄想性的执着（她是一个优秀的女运动员）。她在第一天住院的晚上做过一个让她感到欣慰和安心的梦。她梦到她怀孕了而且即将临盆。她之前很害怕顺产的过程，但是在梦里，她通过顺产生出了孩子，而且发现这一点也没有那么可怕。

那些陷入暴食的厌食症患者形成了一些关于食物的奇怪想法。每个病例都不一样，但他们有一个共同的信念，即他们感觉那些迫使自己吞下的食物不能被吸收或者会对身体造成损害，因此他们必须通过呕吐的方式将食物从体内清除。一旦这个症候群形成，它就会变得更加严重并且难以被治疗。为了能使食物被吐出来，他们需要吃下越来越多的食物。在这套流程上的花销多得吓人。每个患者都成了他们常吃的食物类型的专家，从在美食餐厅里一顿接着一顿地吃，到晚上在家里大吃特吃烤牛排，清空冰箱，再到在最近的超市里一车一车地购买垃圾食品。不管以何种方式吃，吃什么样的食物，他们都会灌下好几夸脱①的牛奶或者其他液体来让食物更容易被吐出来。

催吐行为也变成了个性化的仪式。有些人很难把食物吐出来，并且可能会在努力尝试的过程中伤害到自己。另一些人只是"玩一玩"，不需要任何特殊刺激就可以轻而易举地吐出来。多数人会利用一些柔软的东西来搔弄喉咙，刺激出咽反射②。因为他们清除自己吃进去的食物，所以他们会持续地感到饥饿，可能会在一天内暴食很多次。这可能会在他们生活中占据过多的时间，以至于他们没有时间去做其他任何事情。

---

① 在英国和加拿大，1 夸脱约等于 1.14 升；在美国，1 夸脱约等于 0.94 升。——译者注

② 咽反射（gag reflex），也称呕吐反射或喉痉挛，指在轻触口腔上壁、舌头后侧或喉咙后侧时，喉咙产生的反射性收缩，是一种防止吞咽异物的正常反射。神经性暴食患者会利用咽反射帮助他们通过呕吐清除食物。——译者注

大部分困难只有在他们尝试摆脱这种麻烦的症状时才会暴露出来，他们对这一症状感到愈发羞愧。如果一切顺利并且没有什么令人不快的事情发生，他们可能会有轻松的一天，并且期待着晚上的大餐，以及在之后将其通通吐掉。但是如果出现任何差错，或是如果有一段计划之外的空闲时间，一种难以抗拒的暴食冲动占据了上风，他们会感到非常自责，并开启另一场暴食，这时所有关于停止暴食的决心都消失殆尽了。

那些行为一开始是应对极端饥饿的方式，但逐渐演变为普遍的缓解压力的手段。恶性循环由此开始形成。害怕没有足够的食物来进行暴食或是没有私密的环境进行催吐，这些都会导致大量压力，以至于所有其他活动都被推迟到暴食完成后才能继续进行。如果因为某种原因，一个长期的暴食者不得不晚些进行催吐，那么他会在进食好几个小时之后催吐来完成他的行为链，即使这时大部分食物已经不在胃里了。这种认为食物肮脏有害的信念太强烈了，以至于他们只有通过掏空自己的身体才能感到纯净和解脱。

对于食物去向的焦虑可能还会导致过度运动[1]。例如，

---

[1] 过度运动也是神经性厌食的一种清除行为。——译者注

露丝认为，如果她保持非常活跃，食物的营养会正常地供给身体的不同部位，而且会在不堆积到任何特别部位的情况下让她逐渐变得更加强壮。她觉得她可以通过运动的方式来让食物的营养输送到她希望的部位。为了达成这个目的，她每天至少游泳一英里，在她时间充裕的时候甚至会游更多。多年来，她秉持着"有进必有出"的原则，一直使用泻药，她确信如果没有泻药的刺激，自己的肠道已经不能正常运作了，她还会在一天都没有运动的时候变得十分慌张。

从长远来看，厌食症患者发展出了一系列的症状来保持极致的瘦弱。这些症状在不同个体中的严重程度也各不相同。"我不饿，我不需要进食"这样的典型说法伴随着像"肠胃已经不再能接受食物""人在进食时会感到不适"这种说辞。对于自己为何限制食物摄入，不能吃得超过那一点点象征性的食物，他们通过"感觉吃得很饱了"来解释，甚至那些有暴食行为并且在饿得发疯时吞下大量食物的患者也给出这样的解释，通常情况下他们会坚持声称自己吃完极少量的食物之后就感觉饱了。这同样也表明了他们坚信他们的头脑可以做任何事情，并且可以通过他们愿意的任何方式控制自己的身体。在疾病发展到严重阶段时，对于这一点的质疑会激怒他们，让他们开始做出戒备性的辩解。这就是他们的感受，有些人甚至因为被称为骗子而哭泣。然而，当他们不再执着于维持异常低的体重时，他们会解释他们的行为是一种欺骗。

苏菲在数年内保持了极低的体重。在学业的压力下，她突然放弃了自己过分的管制并且在较短的时间内恢复到了正常的体重。在短暂的抑郁反应过后，她在整个日常生活中变得更加放松和自由了。当她被问及关于饱胀感的持续抱怨时，她耸耸肩回答道："那是一个巨大的谎言。"她重新思考了一下这句话，并且向我们描述了她是如何教会自己以极慢的速度进食，如何把最细微的注意力都放在她有什么样的感受上，以及她如何能诚实地说出自己吃饱了。

塔妮亚给出了类似的解释，她让自己训练出了感觉到饱的能力。她会非常缓慢地吃一小粒 M&M 巧克力豆，就只是小口小口地啃它，然后告诉自己可以感受到胃一点点变饱的过程。她很难形容出她是如何学会对她的胃部感知进行如此细微的关注的，而对于我来说理解这件事就更加困难了。在治疗结束之后，她说："你给你自己洗脑—— 一旦你误入歧途，你就会无视到底发生了什么。通过做出让你变得与众不同的事情，你就会对自己真正在做什么视而不见。这是一种极具欺骗意味的盲目，但是你很难放弃它，并且你只能在重新审视自己价值的时候才能看清这一点。"毫无疑问，这种重新评估是治疗期间探索深层次自我欺骗的结果，而潜在的自我欺骗是神经性厌食的核心问题。

****

在所有的病例中，时间概念都被扭曲了，尽管不同的女孩有不同的体验。乌苏拉不断在预防长胖和推迟进食。她觉得通过保持现在的苗条身材来避免中年的时候变得丰腴、腹部隆起是非常紧迫的事。她会不吃午餐，因为这样在晚餐的时候她可能就不再感到饿了，而且在没有饥饿感的时候进食会违背她的至俭原则。即使她不断地念叨着她有多想增重，即使她知道自己不能以一个孩童的躯体生活下去，她一直设法在较长的一段时间里，缓慢减掉她在几次住院治疗中增长的体重，这就好像总是没有进食的合适时间。

维琪描述了一种截然不同的时间概念。她是一个暴食者，而且已经到了会为晚些时候的暴食做计划的地步。她对自己还有意料之外的、未经安排的暴食冲动感到不满。她的时间感受是罕见的；她感觉自己在时间里穿梭，并且这给她了一种不安感，即她永远面临着未知的未来。当眼前的时间是有限的，即未来的几个小时里安排好了活动，那一切都是顺利的。但是如果眼前有不确定的时间，她就会感到一种空虚感或是间断感，感到危险和坏事即将来临。她感觉自己好像在黑暗之中穿梭，除了黑暗什么都没有，而且进食的冲动会压过来。"饥饿意味着你将没法得到食物，你将要无限期地缺乏食物，所以你不得不在此时此刻进食。"随后，她会用尽可能多的食物把自己塞满——然后再统统吐出来。这种扭曲的时间感受似乎与她内心稳定感的丧失有关，就好像她没有自己的重心一样。

迈拉是一位 35 岁的女性，她已经做了 15 年以上的暴食者了。她用类似的画面形容那种刺激她大吃特吃的生活里的虚无感。她在暴食和节食之间穿梭，并且她的体重在 80 磅（约为 36.3 千克）到 160 磅（约为 72.6 千克）之间来回波动。她会给每一天要做的事情准备事无巨细的清单，以此"来保护我免受生活中空档的伤害，那真的令我非常害怕"。她意识到了这和她的时间观念有关："时间就像现在需要穿过的东西一样。它好像是我必须要穿过的茂密森林。每当森林里出现空地，我都不知道要如何穿过它们，我会感到害怕，非常害怕。不明确的空间让我感到非常恐惧。我过现在这样的生活就不需要面对它们了。"当她面临开放性的时间时，不管有多晚，她都会跑到最近的熟食店或者餐厅里填满自己的肚子。"空档"的感觉让她联想到她对独自在家无所事事的恐惧。坐下来看一本书或看电视无法保护她免受令人惶恐的不断延伸的空间感的折磨。

这些女性的遭遇和长久患病的悲剧故事说明神经性厌食是种极其复杂的疾病，远不止关于陷入失控的节食。它真正的原因在于，孩子被动地参与生活，只从环境中汲取信息而不主动整合这些信息。他们表面上与父母关系融洽；实际上，他们和父母的关系过于紧密了，丧失了必要的分离、个体化和差异化。这种和谐关系得益于孩子过分的顺从，他们总是融入环境，总是做人们所期望的事情，而这种和谐是以不积极地发展内心的自主性为代价而达成的。因为儿童时期一切都太顺利了，父母会抱有让"正常"发展继续进行下去的预期；随着青春期的到来，他们期待着孩子变得更加"独立"，但是，他们期待的是他们定义的"独立"。在回顾孩子的成长过程时，父母会用看似自责的语气说他们意识到了自己的问题所在，他们没能给孩子灌输独立的想法。

当孩子不能再逃避积极的自我主张时，当迎合他人的态度不再适用时，性格内核中的严重缺陷就变得显而易见。这时，减轻体重实现了很多：父母重新变得袒护他们而不再严苛，孩子第一次感受到了自己拥有权利，而且自己说了算。很多厌食症患者用简单的说法解释了为什么他们会抓住疾病不放："如果我很健康，他们就不会关注我"或"他们就不再会爱我了"。不幸之处在于，这种他们所要求的关注本身就强化了旧有的不正常模式，让真正的独立自主的发展不再可能。

疾病持续得越久，个体就会变得更加孤僻，变得完全自我陶醉的危险也就更大，更容易被离奇、不正常的反刍思维 ① 所控制。在缺乏有效干预的情况下，长期的厌食症状态可能会永久持续下去。我曾见过四五十岁的女人依旧在自豪地为自己骷髅般的身躯辩护，重复着那句因为觉得饱而吃不下饭的说辞。让这种情况更加复杂的是，饥饿产生严重的生理干扰使得这个状况自我延续。饥饿的有机体

---

① 反刍思维（rumination）指一种对负性情绪本身及其可能原因和后果的反复思考。——译者注

就像一个封闭系统一样，无限期地在降低水平维持运作。

　　饥饿对于心理功能也有着显著的影响。这样一来，那些厌食症患者所持有的扭曲观念和他们对食物的反刍性关注就被保持了下来。只要基本的心理反应还取决于饥饿的状态，在一般心理治疗中进行再多的心理分析也是徒劳的。对于有效的治疗，改变和校正必须要在几个方面达成：必须改善异常的营养摄入；必须厘清、解开停滞不前的家庭关系；最重要的是，必须让未分化的、奴役般的自我概念变得成熟。心理治疗需要作为一种促进基本人格发展的过程，将孩子的人格从不愿脱离与父母的羁绊的糟糕状态中解放出来。

第 6 章

体重矫正

威拉 16 岁时在她的家乡度过了一个孤独的暑假，她拒绝和父母一起去她家的湖边小屋，并且和从前的朋友保持距离。在她参加学校考试的时候，她的体重上升到了100 磅（约为 45.4 千克）。她感觉她应该更瘦一些，于是决定要减到 90 磅（约为 40.8 千克）以下。她痴迷于控制自己的体重数年，并且深知这会很难，她总是遭受节食的痛苦。令她惊讶的是，她发现减重很容易，容易到她突然担心自己会一直变轻下去。与此同时，她也为自己能够如此轻易地做到这一点感到欣喜若狂。

威拉为这个结果感到非常欣慰，以至于她进一步减少了自己的食物摄入量，并且教会了自己如何极其享受每一点食物的诀窍。她只吃那些她喜欢的食物，并且是只吃最小的量。她还开始了一个大规模的锻炼计划，她会无休止地走路和跑步，在晚上跳健美操，并且睡得越来越少。她开始跳舞——虽然她没有力气，但是她为自己有极好的腿部力量而感到自豪。她一直不停地在减肥。

威拉的家庭生活每况愈下，家人为了让她吃饭而争吵不休。她变得更加虚弱，而且感到有些不对劲，觉得她在摧毁自己。最终，她决定去附近城市的一家医院。她想象医院是一个滋养她、让她恢复生命力的地方，能够使她重获新生。"我预见到自己在一个白色的房间里，躺在一张白色的床上，他们会给我带来健康的食物。"她说道。然而事实恰恰相反，营养师问她最喜欢什么食物，在她说自己最喜欢吃冰激凌和蛋糕之后，她餐盘上出现的正是这些食物。她对此感到厌恶。她减掉了更多的体重，降到了 68 磅（约为 30.8 千克）。当被建议采用管饲 ① 治疗时，她起初对这个想法很满意；随后她就听说了这种治疗有多么痛苦。她感到十分绝望，以至于她开始进食了，并且她被允许自由获得任何她想吃的食物。每当她感到紧张或焦虑，她就会跑到厨房，然后用甜食和冰激凌填满自己。但是这

---

① 管饲（tube feeding）指通过植入胃或肠中的管，以液体或制剂的形式为不能通过口服获得所需营养的患者递送营养。最常见的管饲包括胃管和胃造口管，厌食症治疗中一般使用鼻胃管的方式。——译者注

让她感到厌恶，因为这不是她幻想中健康的、能恢复生命力的食物。医院里的工作人员不能理解她对于"好食物"的欲望，他们只是为她能如此快地恢复体重感到欣慰。不到两个月，她就因为"有很大改善"出院了，那时她的体重是 96 磅（约为 43.5 千克）。她的父母在接她回家的时候感到欣喜若狂，除了威拉，其他所有人都很开心。她感觉她对自己的饮食已经完全失控了。她持续着难以控制的暴食，紧随着自我诱导式的催吐。

不到两周，她的体重又降低了 10 磅（约为 4.5 千克），于是她被送到了另一家医院。在那里，她被安排到一个行为矫正 ① 项目里，要是她在一天里没能增加到规定体重，她就要被给予三次管饲。在三个月以内，她的体重增长到了 105 磅（约为 47.6 千克）。她又一次因为"有很大改善"出院了，即使她已经变得严重抑郁，甚至有了自杀倾向。她觉得在违背自己意愿的情况下被强行喂食显得格外屈辱。她重新开始了先暴食随后催吐的行为。她定期接受一位医生的治疗。在去见医生之前，她会通过大量进食和

---

① 行为矫正（behavioral modification）指以 B.F. 斯金纳所提出的操作性条件反射为基本原理，针对期望的行为和结果做出强化、鼓励这些期望行为继续发生的治疗。——译者注

喝水来达到 90 磅（约为 40.8 千克）的体重要求；在体重
被登记过后，她立马会让自己将这些东西吐出来。她继续
在学校里学习，并且取得了很好的成绩，同时也参与了很
多其他的活动。一年之后她被送去咨询时，她的体重已经
低到了 72 磅（约为 32.6 千克），而且感到极其不幸福。

****

上面的故事说明，神经性厌食的治疗不仅仅是恢复
体重。对于体重问题的矫正必须是综合治疗方法的一部
分。患者及其家人都需要被告知，神经性厌食不是一个有
关体重和食欲的疾病，尽管在外表上看来是这样的。它在
本质上关乎内心的疑虑和缺乏自信心。然而，为了找到这
些潜在的问题，患者的身体需要处于一个更好的状态。患
者通常对需要增加体重这件事感到惊恐万分，所以非常重
要的是有效地向他们解释为什么更好的营养是了解他们心
理问题的前提。患者还需要确定他们会被提供绝佳的饮食
方案，这样可以保护他们免于过快地增长体重或是变得肥
胖。过度放任的体系是不利于治疗的，就像威拉曾被暴露
在完全失去纪律性的饮食环境那样。但是其他很多患者也

报告自己被这样放纵地喂养过，尤其是那些曾经参与通过行为矫正来恢复进食的项目的患者。

由于神经性厌食这种疾病仅仅在一个世纪前才被第一次记录，人们不断争辩应当如何完成这个看似不可能的任务——将食物喂入一个顽固地想饿死自己的患者口中。相关讨论延伸到了我们应该提供什么样的食物，要怎么去喂食，在哪里做这件事，以及应该用什么样的药物。这些文章通常反映出了一种绝望的失落感，一种无助的、被引入到一场意识战争中的感受。在生理学上，恢复体重的原理非常简单：增加食物摄入量的同时减少这些极瘦弱的女孩们的运动量。问题在于要如何说服、瞒骗、贿赂、强迫这些抗拒的患者，让她们做出她们下定决心不做的事；问题还在于要怎么在不造成更多心理伤害的情况下达成这个目标。

关于住院治疗的好处存在着大量争议。这时形成了一个传统：最好是在远离家人的地方治疗患者。具体要怎样实施治疗的决定取决于很多个人情况，比如患者的年龄、体重降低和整体情况的严重性、患病的时长、家庭的感情氛围，以及可选择的医院的质量、经验和治疗理念。在医院没有处理过厌食症的特殊经验的情况下，短暂入院治疗所产生的问题可能和其试图解决的问题一样多。医院的工作人员在处理这些有欺诈性且精明的患者时，同他们的家人一样束手无策、反复摇摆，并且他们倾向于以焦虑、无奈和愤怒来对待患者操纵性的行为。

这一点对一般医院和精神科医院都同样适用。因此，住院期间可能会出现当初导致患者住院的同样疯狂的紧急状况。很多时候，患者会为了出院而进食并且增长体重，然后他们再次减掉这些体重。即使一个日间护士成功地形成了对患者需求保持理解的态度，夜间的替班护士会一次又一次地将这些搞砸，在患者不听从指示的时候用危险的后果来威胁他们。反过来，如果护士和营养师都经验丰富，并且对患者的艰难处境表现出一贯的温暖的理解，在医院环境中的体重恢复过程将会是一段有益的经历。医院可以直接地帮助患者恢复健康，也可以中断家庭中可能已经极度恐慌的紧张关系。

离开家生活可以通过不同的方式来实现。我见过的一些年轻患者曾被送进寄宿学校。如果没有心理医生的帮助，病情很可能会恶化。同样，大学也不能提供治疗。正相反，许多人因为第一次脱离家庭上大学而罹患厌食症。从另一个角度来看，对于那些正在接受心理治疗的患者来

说，大学宿舍是一个方便的住所。宿舍环境不像独自住在
公寓那样与世隔绝，陪伴触手可及，但是也像家庭生活那
样具有侵入性。如果宿舍里有不止一个厌食症患者，有趣
的人际关系就会形成。起初他们可能是竞争关系，但是随
着他们的进步，他们可能会给予对方支持与帮助，以更加
诚实和独立的方式认识到他们可以用不同的方式来面对生
活。如果情况允许，团体治疗也是有用的。

随着患者身体的逐渐衰弱和严重消瘦，入院治疗变成
了一种完全必要的救命措施。对生命的严重威胁不仅来自
严重消瘦，还来自电解质平衡的严重紊乱。[①]尤其对于那
些通过呕吐、泻药和利尿剂来保持最低体重的患者更是如
此。即使他们已经痛苦地意识到了严峻的后果，他们仍会
继续使用这些方式。在长期的病情中，还可能通过静脉注
射来矫正电解质平衡，这种在紧急情况下救命的举措往往
是必要的。

一个危及生命的急性电解质流失的案例来自伊冯。她

---

① 正常情况下，人体体内的电解质是稳定的，保持平衡状态，保证着人体各
个部位、组织、器官、细胞的正常运转。当出现饮食摄入不足、呕吐腹
泻等状态时，体液中的电解质会出现紊乱失衡，严重的紊乱可能危及生
命。——译者注

在 18 岁的时候来接受治疗并且一直住在大学的宿舍里。她已经病了三年，并且谴责是来自母亲的不断争吵使她无法进食，因为她的母亲执意于监督她。她发誓，因为现在她可以按照自己的意愿来生活，所以她就会吃东西，她确信她可以独自做到吃够足量的食物。

事实证明，她做到了——但是却出现了一个戏剧性的、几乎致命的结果。两周后，她很恐慌地发现自己的体重增加了 5 磅（约为 2.3 千克），于是一把一把地服用泻药和利尿剂，结果是她严重脱水，几乎昏倒了。她被紧急送进医院，这时她的体重已经下降到 65 磅（约为 29.5 千克），她的循环系统状况很差而且电解质水平很低。她被注射了电解质和葡萄糖溶液，随后又吃了些正常的医院的食物。出于安全起见，她的内科医生建议她在体重没有超过 80 磅（约为 36.3 千克）之前都留在医院里。对此，她表现出极大的焦虑，并且愤怒地抗议："你想让我恨自己吗？"在那之前，她对精神科治疗一直持有居高临下的态度，她觉得自己并不需要它，但是现在她同意参与精神科治疗。强烈的自我憎恨经历就像是一个入口，通向更有意义的治疗态度。即使是她也能看出，一个因为重了几磅而讨厌自己的人，一定非常不自信并且对自己评价很低。

　　这类可怕的经历让我相信，患者的体重必须高于危险水平才能在医院以外进行治疗，否则，心理治疗师的不安和焦虑将干扰治疗效果。与此同时，患者会持续严格地专注于食物（这是饥饿状态的特征），这使得探索精神动力学的相关因素变得几乎不可能。此外，在这种极端的饥饿状态下，厌食症患者会生活在社会隔离的状态中，以至于完全丧失将在心理治疗中探索的人际关系经验。

　　至于目标体重，似乎有一个临界体重水平：如果低于这个水平，营养不良的有害影响就会维持不正常的精神状态。当然，这个临界体重的确切数值与患者的身高和体格有关。它通常在 90~95 磅（约为 40.5~43.1 千克）左右。尽管这个体重值仍然远远低于正常体重，但它能跟更多正常的心理功能相适应，对于重要的相关问题的探索也得以开展。我在咨询工作中见过许多患者，他们一直在接受门诊治疗。治疗通常以精神分析为导向，时间长达五六年。同时，他们的体重被允许保持在 60 磅（约为 29.5 千克）以下。通常情况下，家庭内部的问题也没能得到解决。尽管他们已经在接受治疗，但这类患者已经陷入了慢性厌食症的悲惨境地。

　　在我看来，核心的体重计划应该由内科医生或儿科医生制定，同时他们应与精神科医生保持着良好和开放的工作关系。这是一种理想的状态，原因有很多。其中一个重要的因素是，如果不这样做的话，患者会挑拨离间，这是他们在家里一直使用的方式，让他们的父母针锋相对。与护理人员和营养师的相互理解和良好互动也是不可或缺的。建立一个能让恢复进食发生的环境比关于喂什么食物这类细枝末节更重要。只有当父母的焦虑程度不是很高，并且当他们也在接受心理治疗时（无论是个人、伴侣还是家庭治疗），居家治疗才有可能是可行的。在患者体重剧烈下降的情况下，我倾向于在医疗机构或儿科服务机构对患者进行体重矫正。

许多厌食症患者对吃固体食物有巨大的焦虑。他们会花几个小时来吃最少量的食物，或者完全拒绝进食。所以，一些富含蛋白质和热量的营养补剂往往是有帮助的。这些补剂可以以液体形式服用，每天可以提供多达1400~1800卡①的基本摄入。提供这种营养补剂时应该向患者解释，它消除了为何时吃、吃什么或吃多少这类问题做决定的痛苦。患者不需要做出选择，而是可以以通常服用的小剂量喝下规定量的食物。这些营养补剂对医院或流动

———————————
① 1卡约为1.418焦。——译者注

门诊治疗同样有用。此外，还应该提供美味并且多样的日常饮食。对于厌食症患者来说，自己选择完整的一顿饭是一项格外痛苦的任务。他们可能会花上好几个小时来做选择，但得到一顿非常不恰当的餐食。所以，在适当考虑他们个人喜好的情况下，为他们选择餐食是更加有效的。患者们都声称，他们必须重新"学习"应该吃什么食物以及每顿饭吃多少。

当患者坚定地拒绝进食时，以前唯一的解决方式就是管饲。这一直被认为是一种痛苦的方式，但往往却是挽救患者生命的唯一方法。在他们自我惩罚的态度下，很多厌食症患者接受管饲，有些甚至主动要求管饲，因为以这种方式他们可以获得营养而不必感到内疚。对其他患者来说，这也是一种安慰，因为这让他们觉得工作人员和医生真的很关心他们，可以不厌其烦地喂他们。

静脉内高营养治疗是给那些无法口服食物的患者或者拒绝口服食物的患者供给营养的新方法，这原本是为外科患者提供术后护理而开发的。在某些情况下，它不仅有助于神经性厌食的治疗，而且还可以挽救生命。它避免了所有关于口服食物的争论，并明确指出了改善不良的营养状态是一个严格的医学问题。它确实规避了患者偷偷处理掉食物、催吐的行为和其他伎俩。尽管别出心裁的厌食症患者找到了干扰液体流动的方法，或者他们可以将整个机器关闭，但通过这种相对来说迅速的对营养不良的纠正，可以使患者更容易接受心理治疗。但是，也应该同时给患者提供固体食物，并逐渐取代静脉注射营养液。在出院前，患者的营养状况将得到显著改善，应该已经能够通过自由选择的饮食来保持体重了。

在选择再喂养的方法时，我们需要对整个情况进行评估。在下面的案例中，由于时间因素选择了静脉注射。去年，在接受长程咨询的桑德拉前来就诊；在住院期间，她的体重增加了一点，但非常缓慢，两个月内只增重了 17 磅（约为 7.7 千克）。她对一项心理治疗的尝试反应不错，并决定在大学毕业后再来接受治疗。然而，她的体重已经下降到 80 磅（约为 36.3 千克）以下。之前我们观察到，严重的营养不良使她变得异常严格并且过度控制，这些都干扰了治疗。她认同她现在需要改善她的营养状况，而且同意住院进行静脉注射。她通过吃普通食物作为静脉注射的补充，并且比以前吃得更多。她在两周多一点的时间里增加了 20 磅（约为 9.1 千克），没有抱怨或变得沮丧，反而显得更加放松和善于沟通。她承认，她觉得自己现在更强壮、更有活力，也喜欢自己更漂亮的外表。

随着桑德拉体重的增加，她发现吃普通的食物变得更加容易了。在之前的再喂养期间，每吃一口食物都是一个重大的、令人愧疚的决定，而现在它更少引起冲突了。她开始更加公开地谈论自己对于体重和饮食的矛盾态度，讨论她是如何在如此瘦弱的情况下做出和别人差不多甚至更多的事情。在一段时间里，她似乎可以放开她从前的禁忌，并且在出院后的几周里维持住自己的体重。接着她的体重又开始缓慢降低。一年之后她的体重降到了 90 磅（约为 40.8 千克）。然而，在这个阶段做一些有建设性的心理治疗工作是可能的，并且她逐渐对自己的身体和生理需求形成了更现实的态度。

虽然桑德拉总是以非常配合的语气和方式说话，但她曾一直秉持着这样的信念，即她认为大人或权威人士说什么并不重要，因为她知道，对她来说事情是不同的。这一点在进食和增加体重上尤其适用。在心情放松的一周里，在她好好享受食物而且按照自己的需求进食后，她增加了两磅半（约为 1.1 千克）的体重。她第一次公开谈论了她的立场，她是如何在厌食的状态下才感到安全的，又是如何确信她的身体不能接受额外的食物，因为她内心对肥胖充满抵抗。她对自己的与众不同，对自己能做到不进食有种变态的自豪感，但是她没有谈及这些带来的隐秘的快乐，因为那样显得太自负了。她不好意思承认自己有什么值得骄傲的地方，就像当基要主义者[①]为自己的谦逊感到骄傲时，就已经处于不再谦逊的危险中那样。

****

近年来，人们对一种让体重增加的新方式提出了过于积极的主张，并将其传播为一套针对神经性厌食的完整治疗方法。这种方法被称为行为矫正，其基本假设是，拒绝食物是一种需要被改变的习得反应。这种矫正是可以通过奖惩系统来实现的。体重增加可以通过被允许参加期待的活动得到奖励或是得到"正强化"[②]；而如果体重没能增加，就会被不愉快的事情所惩罚。在威拉的案例中，当她的体重没有增加时，她得到的是每天三次的管饲治疗。现

---

① 基要主义者（fundamentalist），也称基督教基本教义派，强调基督教的核心信仰，坚持《圣经》为信仰的基本要义。——译者注

② 正强化（positive reinforcement）指任何导致进行某种行为的可能性增加的行为结果，即当个体做出某种行为或给出某种反应时，在当下或是之后得到某种奖励，使其行为或者反应的强度或概率增加。——译者注

在常见的做法是将新入院的患者安置在一个单独的房间里，不能使用电话、电视或与其他患者或家庭成员接触。医院建立了一个积分系统：每增加一个"约定"单位的体重，患者就可以得到一定的奖励，可以参加想要的活动。如果惩罚情况足够负面，患者可能会不惜一切代价来离开医院。

行为矫正的支持者宣扬其优越性，因为它能比其他方法更快实现体重增加。因此，在某种程度上，这种增加体重的方法是万无一失的。这种说法可能是正确的，但这也说明了为什么这种方法经常会引起严重的心理伤害。它的高效反而增加了这些年轻人内心里的动荡和无助感，他们感到自己在被欺骗的状态下放弃了对自己身体和生活的最后控制权。我曾见过一系列因为"好转"出院的患者，可是他们已经变得抑郁，甚至有了自杀倾向，并出现了强迫性的暴食和催吐行为。有一定比例的厌食症患者总是疯狂进食，然后进行催吐。这个现象似乎更经常发生在那些接受过强迫性疗法的人身上。一旦暴食和催吐的行为被用作控制体重的方法，它们就倾向于演变成难以改变的自主症状。随着时间的推移，大多数患者变得非常羞愧，却发现放弃这个恶性循环以及建立对饮食的常规控制是极其困难的。

现在，人们对行为矫正的热情并不像几年前那么高涨
了。后续的观察表明，行为矫正带来的体重增加往往是短
暂的。运用这种疗法的服务机构已经变得很有选择性，只
接受那些"自愿"前来并以签订"合同"的方式来增加体
重的患者。其他服务机构则会安排家庭工作和对患者的心
理治疗。这类报告中令人吃惊的一点是，它们对行为疗法
的描述非常详细，而只是略微提到家庭治疗和心理治疗是
由一些辅助的工作人员进行的。那些激烈的方法，如使用
管饲治疗作为不增加体重的惩罚，似乎已经过时了。

****

治疗结果往往与疾病的持续时间密切相关。对于那些
父母非常配合治疗的年轻患者来说，在发病后不久就可以
在较短时间内恢复到正常的体重和似乎足够的社会功能。
如果有足够的设施，用住院治疗来恢复体重就能缩短整个
治疗的时间，并且让患者和家庭之间的建设性工作变得更
加容易。即使在那些病症处于早期并且病情较温和的案例
中，这些不同的因素也需要被整合。在短期内实现体重增

加是很容易的，但这并不足以作为治疗的手段，甚至可能会造成伤害。对较低体重缺乏关注同样是有害的，比如有时在精神分析治疗中会允许患者保持着饥饿状态，这样做可能会导致慢性的厌食症状态。

对厌食症患者来说，最糟糕的命运是失去对饮食的控制。这是他们极力反对增加体重的原因，他们感觉自己"像飞艇一样被吹起来"。任何比他们来接受治疗时的憔悴身体更重的样子对他们来说都意味着"肥胖"。在没有治疗性帮助的条件下，如果他们的体重真的增加了，那么许多人会变得抑郁，并被羞耻和内疚所困扰。这就是发生在爱丽丝身上的事情。三年来，她的体重一直在80~100磅（约为36.3~45.4千克）之间波动，根据她5英尺9英寸（约为1.75米）的身高来看，这个体重是非常低的。一开始，她被送到医院接受行为矫正治疗。她觉得这对她来说是最糟糕的疗法，因为没有人关注她到底吃了什么，只要她的体重可以增加。于是在一天结束时，在根本没有吃任何恰当的食物后，她养成了用甜食和糖果棒填饱肚子的习惯。出院后，她的体重维持在95磅（约为43.1千克）左右，那时她认为100磅（约为45.4千克）就是肥胖的。她是在大学入学的时候开始接受治疗的，但从一开始就遇到了困难。她的父母不仅陪着她来学校，而且还在学校待了一周，她觉得自己沦落到了一个小孩子的地位。她的室友对学习完全不感兴趣，而是完全专注于自己的男朋友。爱丽丝觉得自己被排斥在外，几乎快被室友从房间里赶出来。她努力遵循合理的饮食习惯，甚至咨询了一位营养师。在几周内，事情显然进展得不顺利。她恢复了暴食行为，就像她早先住院治疗期间那样。一开始，她的体重在增加，这看起来很理想，她还收到了许多关于她看起来好多了的赞美。她与家人一起度过了期中小长假，并且在体重112磅（约为50.8千克）的时候，因为看起来状态良好而受到称赞。她度假回来之后，她突然觉得自己完全无法处理与室友的关系。同时，她的饮食变得疯狂，她不断地跑到杂货店和熟食店，日夜不停地吃。在一个月内，她的体重增加到140磅（约为63.5千克）。她看起来很匀称，但她的脸明显长了很多肉。她感到无法在学业上集中精力，变得郁郁寡欢并且被黑暗的自杀想法所吸引。她对吃垃圾食品造成的突然增加的体重尤为警惕。她能真实地想象出食物是如何一点点进入她的身体组织并且让它们变得松垮起来的画面，这让她确信她身上的脂肪是"可耻的脂肪"。

为了重新建立对饮食的控制以及防止她的自杀冲动，

她住进精神科接受治疗。她的体重在两周之内稳定了下来。现在，一年过后，她变成了一个美丽的高个子女人。她对自己的外表感到满意，并且丝毫没有实行饥饿方案的想法。其他几个认识她的厌食症患者的反应格外有趣。一开始，他们因为看到有人的体重失去了控制而感到害怕。但是，在很短的一段时间里，他们注意到爱丽丝不仅变得更加好看了，而且还变得更加平静和沉着了。在没有经历慌乱阶段的情况下，他们感觉受到了鼓舞，逐渐允许自己的体重上升到一个正常的水平。

The Golden Cage
the Enigma of Anorexia Nervosa

第 7 章

与家庭的脱离

神经性厌食的发展与不正常的家庭互动模式密切相关，因此成功的治疗必须始终涉及解决潜在的家庭问题，这些问题可能不是可以被识别出来的公开冲突；相反，很多时候过度的亲密和参与是根源所在。对于如何处理这个问题，没有普遍的规则，除了一点：澄清潜在的家庭问题是治疗的一个必要部分。父母往往把他们的家庭生活描述得比实际情况更和谐。所有的厌食症患者都无法从他们和家人的相处中获得独立的感觉。如何将家庭工作纳入治疗的其他方面，在很大程度上取决于个人情况。如果患病的女孩仍然住在家里，或至少住在她的家庭所在的社区里，这就更容易安排，也是通常被接受的情况，即使可能需要去好几英里以外的地方见治疗师。

伯尼斯在西部的牧场长大，她在 14 岁之前一直都过着健康快乐的生活。她的身材很好，而且很早就开始来月经了。当她的体重是 120 磅（约为 54.4 千克）的时候，因为其他人嘲笑她胖乎乎的，她突然觉得自己太胖了。她还觉得她的同学们都不喜欢她了，因为他们觉得她的家人很自大。她家的牧场很成功，因牲畜繁殖快而闻名。伯尼斯以她住的地方离镇子太远为借口开始远离青少年的活动。她也开始节食，吃得越来越少，她的体重在四五个月内从 120 磅下降到 85 磅（约为 38.5 千克）。她的月经在她开始节食后不久就停止了。她没有遵循当地医生和镇上一位专家的饮食方案或医疗处方。她看起来十分憔悴，体重下降到了 72 磅（约为 32.6 千克）。在她发病后约 10 个月，我在咨询时看到她无精打采，情绪低落。尽管她身体虚弱，但她一直保持着较高强度的活动量。

在几次家庭治疗中，我们聚焦在这样一个问题上："是什么让伯尼斯有必要通过极端的节食来获得关注？"她小时候是"父亲的小助手"，但现在她在家庭中的地位变得不明确，她倒退到与母亲的依附关系中。因为伯尼斯的祖母仍然积极地操控牧场的运转，伯尼斯的母亲也觉得自己的价值被削弱了。这时我给出了一些简单的建议：父亲应该先征求妻子的意见，也可以和伯尼斯一起做一些事情，比如每隔一周至少有一个晚上一起去某个地方。除了常规膳食外，我还给伯尼斯开了补充营养的处方。除此之外，我还提到，如果伯尼斯近期内体重没有明显增加，就必须住院治疗。

五周后，伯尼斯的体重增加了，并乐观地表示希望在下一次咨询前达到 100 磅（约为 45.4 千克）的体重。情况似乎总体上有所改善，她很喜欢和她父亲在一起的夜晚，他们彼此之间感觉更舒服了。但后来伯尼斯开始担心体重增加太多，在下一次咨询时她的体重下降了一些。然而，那时学校已经复课，她也称她觉得自己又被同学们接受了。当被建议住院治疗时，伯尼斯恳求不要让她错过学校生活；她会根据需要来决定进食量。她也确实这样做了，在四周后的下一次咨询中，她的体重上升到了 99 磅（约为 44.9 千克）。她的精神状态非常好，享受着她的家人为她的同学们举办的大型聚会。她的父亲用一句有趣的话来描述伯尼斯与同学们的新关系："他们都很高兴她回到他们身边，无比欢迎她回来。"到了圣诞节，伯尼斯似乎恢复了正常，她的体重一直保持在一个理想的水平。她与父亲保持着开放的关系，对母亲的依赖性降低了，并且喜欢上了学校，有很多朋友。

　　这个家庭在对待疾病方面思想开放，不设防。伯尼斯的父母欣然表示："当然啦，我们也有自己的问题。"他们愿意谈论这些问题，并愿意尝试其他办法。伯尼斯在家庭中重新获得了受到尊重的地位，她在相当短的时间内摆脱了厌食症，并加入了同龄人的活动。

****

　　西莉亚的父亲是一家国际公司的高管，一家人曾奔波于不同的国家生活。在西莉亚16岁时全家人回到了美国，她失去了朋友，这让她相当不安，也因此有些怨恨。她同时认为有着酗酒问题的祖母对她而言是一种耻辱。拒绝进食是从一次拜访祖母开始的。当时西莉亚是个发育良好的女孩，月经已经开始几年，体重大约110磅（约为49.9千克）。她对祖母的酗酒问题表示非常不满，并扬言要进行绝食抗议："如果你喝酒，我就不吃饭。"祖母的酗酒问题并没有得到解决，而西莉亚则对自己明显下降的体重感到欣喜若狂。在接下来的一年里，她的体重持续下降，父母变得非常惊慌，想尽一切办法让她进食。最后，西莉亚只摄入婴儿食品，并要求坐在父母腿上让父母用勺子喂食，强迫父母必须按她的方式意愿行事。她变得过于依赖母亲，无论做什么事都需要别人来告诉她，比如要不要上厕所，什么时候睡觉。如果没有人告诉她该怎么做，她就会哭闹。她闭经了，体重也在一年之内下降到 70 多磅（约为 32 千克）。她被诊断为神经性厌食，被转介接受治疗。

西莉亚的状况很差，脸色苍白、害羞、流泪，但她愿意留下治疗。一旦食物的选择权交给她，她的体重就会下降。她被安排接受静脉注射。静脉输液和口服食物的比例逐渐改变；六周后，她的体重上升到 98 磅（约为 44.5 千克），并且在出院前，她通过自己吃固体食物让体重维持了好几天。

起初，她支支吾吾，说话的声音如此之小，以至于他人几乎无法获得任何信息。她除了低声说"我不知道"或"没有什么困扰我的"之外很少说话，或者她会因为感到非常内疚而抱怨。随着她的营养状况的改善，她变得更加善于交流，然后公开谈论她的童年。她一直生活在恐惧之中，担心自己在父亲眼里做得不够好，父亲希望她在学习和体育方面表现出色，在社会上也能获得成功。我们向她解释说，每个人都有权利为自己辩护，看起来事情的发展已经干扰了她成为她所能成为的那种人。

在她住院期间，她的父母和兄弟来了三次，这期间我们对家庭互动进行了评估。她的母亲读过关于神经性厌食的文章，对有人谈论家庭问题和婚姻关系中的潜在不满感到相当愤慨。她觉得她的婚姻中从来没有任何不满意的地方，西莉亚的祖母酗酒是他们经历过的唯一令人不安的事件。她还说，她丈夫的举止中有些东西使一些可能是"高敏感型的人"[1]认为他对家庭成员不满意。这位母亲在与丈夫的关系中表现得非常幼稚。丈夫证实，在他眼里，这已经是一个很大的问题，她过于服从于他，并不断要求得到保证。在家庭治疗中，西莉亚起初非常沉默寡言，但后来在鼓励和提示下，她开始以一种更自我的方式表达自己。她最后公开表示，她一直害怕被批评，也不确定父母的爱；因此，她不能像一般青少年一样行事。在过去的一年里，她远离了她的同龄群体，因为以前她的父母曾批评过她的男朋友和她所参与的团体。在最后一次家庭会谈上，西莉亚和她的父亲进行了坦诚的交流，父亲表示愿意承认她有权以自己的方式生活，即使不是像他所希望的那样热情奔放和外向。她也表示，她不需要像过去那样恐惧和顺

---

[1] 高敏感是一种人格特征，而非一种症状，具备这种人格特征的人约占总人口的 15%~20%。高敏感的人的不同之处主要表现在对微妙刺激的敏感加工上，这是他们最基本的特性。——译者注

从。我们认识到，她把母亲的问题当作自己的问题，她们过度纠缠在一起，而不是追求自己的生活。

西莉亚在她的个人治疗中收获很多，在治疗中她被告知，顶撞父亲或期望她的母亲表现得更像一个成年人并不是坏事。她被鼓励承认她有自己的愿望，并且需要帮助来明确表述出这些愿望。她需要知道，善待自己、通过偷懒来放纵自己，或者只是为了好玩而做一些事情并不是坏事，而是正常成长的一部分，她不需要为此道歉。

西莉亚的母亲仍然非常拘谨，很少参与讨论，只表示希望事情能回到过去的样子。我们建议西莉亚的父母寻求帮助来解决他们自己关系中的问题：他们需要在成人的层面上进行互动，以便为孩子们的独立成长提供空间。西莉亚的弟弟是一个积极的参与者。他主动帮助姐姐在新的社区参与社交活动，这么做让他感到非常舒适。西莉亚通过信件与我们保持联系，她谈到了新朋友、她调皮的行为和打架的事情。她在饮食方面似乎没有问题；六个月后，她的体重是 105 磅（约为 47.6 千克）。

现在回过头来评价西莉亚的案例，我们可以说，她祖母的酗酒反而让她因祸得福。它给了这个害羞和被吓到的女孩抗议的机会，让她知道并非每件事情都像她温顺又无助的母亲试图呈现的那样完美。

****

厌食症家庭在面对基本问题的能力和准备方面各不相同，西莉亚的母亲试图坚持幼稚自我的完美主义，但她的丈夫对情况的评估更为现实，并坚持做出改变，以便女儿能够摆脱与母亲的禁锢纠缠。在戴尔的案例中，母亲以否认任何困难的行为和对完美的强烈要求主导了这个家。当表面上的问题最终破裂，真正的问题浮出水面时，她变得抑郁。

戴尔一家横跨了半个国家，从缅因州到得克萨斯州前来咨询，但他们对戴尔的治疗没有做出什么贡献，只是说家庭里绝对没有任何问题，而且他们也不知道如何解释这种疾病。在每次咨询中，我都要求所有家庭成员写一封信，阐述他们认为是什么导致了这种疾病。父亲和两个女儿（大女儿戴尔 16 岁，有厌食症）写了一封大约一页的普通信件。母亲寄来了一份七页的单行距的打字报告，给出了最细微的临床细节，反复说明家中根本没有情感问题。戴尔的妹妹则公开表示并不是一切都很好："我看到她把食物藏起来，偷偷地喂给我们的猫，然后早上又没有力气上公交车，这让我很生气。我对自己说，她为什么要这样对待我们的家庭？"当一个同学问"你姐姐什么时候死"的时候，她变得很不安，从那时起，她一直试图帮助和理解戴尔，"但这很难"。

与这个家庭进行访谈是一项令人沮丧的工作。无论提出什么问题或跟踪什么线索，答案都是"我不知道"或"你来告诉我们"这样的说法。他们被告知要去找最好的机构，而现在他们希望被告知什么是错的，接下来该怎么做。无论问题是关于过去的育儿方法、以前的问题，还是现在的焦虑，如果治疗师给出答案，就都会被他们立即辩解为"但这不是自然的吗"或"这不是正常人做的吗"。他们大肆强调他们很合得来，强调女儿生病前一切都很好，从来没有任何担忧，以及他们如何合作帮助戴尔解决这个可怕的厌食症，任何帮助他们关注真正发生过的事情的努力都被他们顺利地撇开了："我们就是想不明白，没有什么东西困扰着我们。"

当关注点被引导到戴尔已经瘦了超过 35 磅（约为15.9 千克）这一点时，作为学校护士的母亲说："这太奇怪了，甚至她的朋友都没有注意到什么。"这种不直接回答而引用别人的话来描述情况的方式是厌食症家庭的特点。这位母亲还坚持认为，当时体重低于 70 磅（约为31.8 千克）的戴尔吃得比她妹妹多："你会对她的食量感到惊讶——她吃得比你想的多。"母亲是这个家庭的发言人，其他人无条件同意她说的任何话。当我问到戴尔是否曾经做过什么淘气的事时，只有一个小小的突破。他们只记得一件事，那就是有一次戴尔没有把学校的单子给她父母看，而是自己签了字。这被认为是一种带有恐吓的家庭气氛，一个小女孩不敢让人知道她在学校遇到了麻烦。但这只是个开始，因为其他的事情都没有被记住。无论触及什么话题，家庭成员都是以一种感性的方式呈现。他们在谈论自己或对方时使用了几乎相同的表达方式——他们都是出于好意，每个人都尽其所能。但几乎没有自发的感情表现。因此，我给出了一些简单的方法，目的是要打破过于僵化的互动模式。其中一个任务是每个人只能为自己说话，而不能解释别人的意思。但这一点几乎没有被付诸实践，因为没有任何问题，也不需要改变。

再一次见面时，他们充满抱怨，说他们没有得到适当的倾听。他们没有成功地说服我，生病与家庭问题无关，他们的一切都很好。大约一两个月后，让所有人惊讶的是，戴尔终于开口了，她清楚而肯定地指出，一切都不对，他们一直在隐瞒问题。她公开谈论了那些被视为禁忌的事情。母亲变得郁郁寡欢，然后得以表达她对"戴尔对我们所做的事"感到愤怒。简而言之，戴尔所做的是将婚姻中母亲完全无法承认的冲突明显化。现在母亲对婚姻可能破裂感到震惊。她还说了很多自责的话，说他们做了一些她现在觉得是错误的事情。

结果是，两个女孩都明显变得更加独立。戴尔开始恢复体重，在高中毕业后，她能够执行自己的职业计划。父母还待在一起，能够在成人的层面上解决他们的问题，不再否认问题或制造超级完美的假象。当厌食症儿童病情好转并从身体上或心理上远离家庭的禁锢氛围时，父母自身的问题开始显现，出现抑郁症的症状或婚姻问题公开化的情况并不罕见。

****

以上三个案例中的女孩在接受治疗时仍与家人住在一起。总的来说，年轻的厌食症患者比年长的患者更容易治疗。但是对于年龄较大的患者，即那些在十几岁或二十几岁离家生活的患者来说，与他们的家庭的合作也同样重要，尽管父母在合作的意愿方面差异更大。对疾病的否认是厌食症的内在特征，也是家庭的特点，他们否认困难的努力可能走到了极端，厌食症被指责为当前所有问题的原因。在厌食症家庭中，有一种趋势是每个成员不是为自己说话，而是以其他成员的名义说话，总是修改、纠正或否定另一个人所说的话，就像他们能读懂对方的心思，能解释对方的真实意思一样。这种特征在不同的家庭中具有不同的强度，但积累起来就是完全否认疾病或需要改变的东西。

年轻且刚患病的患者的家庭比年长女孩的家庭更容易参与治疗。在疾病存在一段时间后，当对其危险性的急性焦虑和关注消退后，父母很容易认为这种疾病是一种可耻的麻烦，他们会因此而责备患者。尽管对这种情况不满意，但许多父母绝对拒绝被"指责"，他们用这个词来解释对自己的治疗建议。如果家庭问题没有得到关注，而且父母在与厌食症患者打交道时被愤怒和焦虑所驱使，那么越来越多的冲突动荡将随着疯狂的相互指责而发展。这当然不是一种容易面对的情况：厌食症女孩可以用她的任性要求，比如拒绝进食或自杀威胁来控制整个家庭，而没有任何措施来帮助她实现内心的安全或真正的独立。

仅仅建议父母对青少年的饮食不显露出兴趣，或者相反，指示他们控制孩子的饮食都是不够的。重要的是，要认识到家庭中潜在的互动模式，并且家庭要接受帮助来改变这些模式。近年来，家庭治疗作为一种独特的治疗技术，已经获得了一定的独立地位。来自儿童指导诊所的报告对家庭治疗给予热切的支持，他们建议将家庭联合治疗作为首选治疗方法。根据我的经验，这种方法在相对年轻、情感相对健康的患者身上是成功的。对于那些在人格发展方面有较大缺陷的人，家庭治疗是一个重要和必要的辅助手段，但主要的工作仍需要通过个人心理治疗来完成。

当父母得到充分的信息并且没有太多防备时，他们会根据自己的决定做出治疗安排。伊迪丝的母亲在伊迪丝出现厌食症时已经变得很抑郁；她很早就认识到，这种抑郁与伊迪丝的疾病关系不大，而是与她自己未承认的婚姻问题有关。她为自己寻求治疗，她的治疗师在鼓励她减少对女儿的依恋方面提供了很大帮助。她也为伊迪丝安排了治疗，但伊迪丝发现很难接受母亲不再像过去那样具有占有欲。伊迪丝在开始接受治疗时，觉得自己已经抛弃了家庭，就像她在家里才是父母一样，如果没有她的存在，矛盾就会公开化，家庭就会崩溃。一年后，当她在一次假期中认识到她母亲的独立性更强时，她又变得更加幼稚和苛刻，抱怨"他们"把她降到了一个小孩子的水平。实际上，她对失去以前在父母婚姻中作为不可或缺的中间人所享有的地位感到不满。如果母亲不接受治疗的话，就很难说这些问题是否能如此迅速地得到澄清和确认。

有些家庭断然拒绝参与治疗。有些人担心将问题公开后可能会造成更多的困扰而不是帮助。在其中一个处于这种情况下的案例中，父亲公开表示，改变他的生活方式可能会重新激活他认为已经成功处理的问题。此外，他们家庭所在社区的治疗机构也并不充足。患有厌食症的女儿被送到一家以治疗厌食症而闻名的治疗性医院接受长期治疗，尽管父亲自己不想改变，但他逐渐参与到对家庭模式的重新评估中。女孩的治疗是成功的，尽管她的父母对她决定留在东部沿海地区而不是回到他们中西部的家感到不高兴。

在另一个家庭中，通过对患者和父母进行诚实的检查，家访中的困难被用来解决潜在的问题。弗洛拉的母亲

住在一个没有足够精神疾病机构的社区，她反复来讨论她
的问题。在弗洛拉回家期间，母亲会记下令她不安的事
情，当女儿在那里时，她会克制自己的担忧或恼怒。随着
病情的好转，弗洛拉更加确信治疗是真正对她有益的，而
不是由她母亲安排的，共同面谈成为可能。在这一过程
中，烦扰和令人不安的场景被仔细核查。随着治疗的结
束，母亲和女儿形成了异常开放的、相互尊重的友谊，彼
此之间的需求得到了很好的承认，并且没有给对方造成干
扰。如果没有对疾病症状明显阶段出现的许多困难的持续
探索，这是不可能的。

父母也可能拒绝为自己进行治疗，因为承认这种需要
就意味着他们抚养孩子的方式并不完美。通常这些家庭都
有严重的情绪问题，以"别让母亲操心"为座右铭。吉
尔达的父母苦口婆心地谈论着早期治疗工作中的家庭会
谈，在这些会谈上，他们互相怒斥，觉得没有学到任何东
西，也没有取得任何成就。在咨询过程中，有几点得到了
解释，特别是母亲对疾病有着几乎无法控制的愤怒。因
为她认为吉尔达在他们的朋友面前暴露了她是一个无能的
母亲。父亲坚持家庭的基本理念，即母亲的需求是第一位
的，吉尔达的需求只有在不侵犯母亲的要求时才是可以接

受的。与吉尔达一起工作非常困难，她患有严重的情绪障碍，每次回家都意味着复发。她感觉自己就像一个奇怪的标本，被检查出有着缺陷和偏差。父母无休止地讨论在治疗期间发生的变化是符合他们的期望，还是不够理想，给他们带来了问题。吉尔达觉得，父母重视她的一个原因是她出色的学习成绩。当她逐渐放松下来时，他们会重新找她谈话，说她不再追求任何有价值的东西了。他们同样对她的着装风格的改变提出了批评，因为她的着装风格变得与其他大学女生更加一致。他们的攻击大多是针对她的朋友的，他们认为她的这些朋友太自私、太没文化、太肤浅。有一次，当吉尔达去拜访一个不被父母认可的以前的朋友时，她接到母亲打来的电话，说她父亲生病了，让她赶紧回家。母亲强烈地认为要保持对女儿生活的控制，所以她谎报了这种紧急情况。

关于吉尔达的饮食行为，即她的暴饮暴食和催吐，也有持续而痛苦的辩论。在吉尔达离家时，她觉得自己的症状或多或少得到了控制，在一天结束时只有一次暴食。然而，在家里，每一次分歧和批评都会激起她的暴饮暴食。这导致了更多的争吵。如果吉尔达把吃过的东西吐出来，她的母亲就会把这种行为解释为吉尔达对自己的拒绝，并为此攻击吉尔达。如果吉尔达在外面买食物（记在父母的账上），这也会成为她被指责的原因。吉尔达每次回家再离开时都像一个从战场上回来的幸存者。她只是慢慢地学会了倾听父母的抱怨，变得体贴他们的需要，而不是重新陷入幼稚的争吵和新一轮的减肥。

这对父母被紧急告知，他们需要精神援助来解决自己的问题和焦虑，尤其是母亲，但他们毅然决然地拒绝了这个建议。他们说他们的女儿"病了，病了，病了"，他们想要让她变回小时候那个令人省心的女孩。吉尔达知道，治疗对她的父母来说是必要的，这缓解了她的一部分内疚感。尽管她的父母疯狂地努力不让她有任何改变，但她还是逐渐摆脱了家庭强加给她的僵化的成长阻碍模式。最后，父母放弃了他们的过分要求和批判态度，并开始享受吉尔达新发现的健康和更为成熟的生活能力。

第 8 章

改变想法

"我希望有人对我说'增重不会让一切都好',我希望我的抑郁症得以缓解,但没有人聆听我的心声。"

"他会说,'吃!'好像增重 10 磅(约为 4.5 千克)就能解决我所有的问题。不是的,要解决的是如何让我进食。"

"他们让我增重,但却没有改变我的想法。"

以上这些只是厌食症患者对失败的治疗表示失望的几种说法。这些治疗可能侧重于让他们进食(就像行为矫正疗法所做的那样),或侧重于物理方法(如电击治疗或精神药物治疗),抑或侧重于心理治疗,但却从未触及重要的根本问题。很少有疾病的治疗结果与治疗方法的针对性有如此密切的联系。关键在于,在失败的治疗过程中到底什么地方出了问题,或者什么地方被忽视了。

对于厌食症患者的治疗需求，我的概念发生了变化，因为我在咨询中看到许多患者即使接受治疗也没有得到改善，甚至越来越差。心理治疗师的任务很复杂：他必须评估心理学方法与医疗和营养管理的综合运用，在进行个人治疗的同时也要解决家庭问题，以及保证患者与治疗师互动的质量；必须能够从手头的数据中推断出前一位治疗师的理论假设和治疗理念；还需要评估患者和家庭对全面评估和不同治疗方法的反应以及准备情况。

之前的治疗忽略了什么或误导了什么，当然是因人而异的。我只想在这里讨论几个反复出现的问题。一个重要的错误来源是，人们经常把注意力放在一些孤立的因素上。人们往往把改变体重当作主要目的，而没有触及更深层次的问题；相反，一些心理治疗师对体重问题持观望态度，不切实际地期望一旦心理问题得到解决，营养状况就会改善。这种乐观主义不仅耗费时间，而且可能是有害的，甚至是致命的。对于一个饥饿的患者，我们无法进行有意义的治疗工作。我告诉前来咨询的患者，在其营养恢复到一定程度之前，我无法对他们的心理状况提出有意义的意见。尽管我一直主张需要一种综合的治疗方法，但我将在本章集中讨论心理治疗过程本身的问题。

似乎许多治疗师在对待厌食症患者时都被过时的精神分析治疗概念所束缚，即使是那些基于当代概念工作的治疗师。许多人强调不进食的象征意义和潜在的无意识问题、幻想和梦境，并向患者解释其无意识意义。当使用传统精神分析设置下的沟通术语时，人们可以认识到，对这些患者来说，厌食行为可能标志着他们对过去一些创伤性经历的重演。厌食症患者在看似和谐、意义良好的家庭中长大，他们往往是最被珍视的孩子，同时也是被控制得最严格的孩子。他们感到有义务满足他人的巨大期望，而未能发展出真正的自主性和主动性。对于精神分析给出的"解释"，他们体验到的是别人知道他们真正的意思和感觉，而他们自己却不了解自己的想法。个人治疗的目标应该是帮助他们发展有效的自我概念和自我指导行动的能力。治疗师的任务是协助患者发现他们自己思考、判断和感觉的能力和潜质。"给予解释"与这个目标相矛盾。解释是否正确并不重要；有害的是，它证实了患者对于自己有缺陷和无能，注定要依赖他人的恐惧。

许多以前接受过治疗的人抱怨说，治疗师向他们解释的内容没有道理，却试图强迫他们同意。厌食症患者倾向于顺从他人所说的，但如果他们觉得这与他们的想法反差太大，他们就会反对。艾琳（见第 4 章介绍的案例）抱怨说，她以前的治疗师固执地坚持认为他总是对的。她举了一个关于红皇后的梦作为例子，治疗师把这个梦解释为她一直害怕月经，担心自己变糟。她非常肯定地认为他错了；她记得自己当时的感觉，知道自己并不害怕月经。

艾琳是一个发育良好的孩子，她在 12 岁的时候就已经开始出现青春期发育的迹象，当时她的体重略微超过 100 磅（约为 45.4 千克）。于是，她开始控制自己的体重，减掉了几磅，然后将体重维持在 95 磅（约为 43.1 千克）；在这期间她长高了 4 英寸（约为 0.1 米）。青春期发育的迹象逐渐减弱，她并没有来月经。

她在接受咨询时已近 18 岁，她强调说她并不害怕月经，从来没有考虑过这个问题。当我们讨论她的总体生活状况以及她与同学们的关系时，我对她与其他青春期女孩如此密切地在一起生活，却没有想过月经的问题表示惊讶。然后她承认，当她的乳房开始发育时，她很不喜欢，当她长高变瘦时，乳房几乎消失，她很高兴。最后她用一个问题打断了自己："你认为我从未考虑过这个问题比我害怕月经更不正常吗？"此后，她非常详细地研究了她在那个时期所关心的和存在的问题：她一直害怕成为一个青少年，害怕新的社会要求，而月经这一生理现象似乎相对不重要。对于她随后的探索，重要的是不断鼓励她发现自己的想法和行为的含义及意义，而不是我作为治疗师给出解释。

****

大多数前来咨询的患者都尝试过各种治疗方法，而这些方法往往是不一致的，他们已经发展出各种各样的法子来对抗这些方法。因此，治疗师会尽量避免与患者不增加体重的愿望发生正面碰撞，他们不会与厌食症患者的操纵和恐吓行为发生冲突。格丽塔是一个 22 岁的女孩，她已经厌食了六年多，而且几乎一直在接受治疗，对于我提出的关于她的困难发展的问题，她表现出了恐慌的反应。在家庭治疗中，当我试图关注她在家庭中的角色时，她拒绝参与。之后，格丽塔出现了严重的歇斯底里情绪，大喊大叫，以至于她的母亲要求住院治疗。我建议我们在下一次治疗中找出问题所在，这起到了舒缓作用。

在第二天的探索中，这个看似羞涩温顺的女孩表现得相当有攻击性，她攻击我和转诊医生，喊道："我正在这里接受审判！"她说，她被指控生病是为了惩罚她的父母，没有人认为她是在惩罚自己而不是别人。我悄悄地说，我不可能说她在惩罚她的父母，因为她根本没有表达任何这样的想法。她对以前的治疗师反复抱怨着"没有人在意我的想法"。我指出，事实恰恰相反，当她被问及她是不是有什么要说的时候，她拒绝回答。很明显，只要重点不完全放在指责他人上，她就会停止交流，开始指责。

但如果有人指出，她的行为确实影响了他人，这样就会向她传达，她并不像她试图表现出的那样消极和无助。格丽塔开始更坦诚地谈论真正困扰她的事情，她感到多么孤独，她对人多么害怕，她的感情多容易受到伤害，以及当事情不按照她设想的方式发展时她会如何退缩。她已经把自我孤立当作一种生活方式，她的所有行为都传递出一个公开的信息："不要碰我！我太焦虑了，我什么都懒得管。"她把这总结为每当有事情没有按照她的计划发展时就会"按下恐慌按钮"，她承认这干扰了她在治疗中的进展。随着这一主题的阐述，她逐渐对探索替代她目前生活方式的方法产生了积极兴趣。格丽塔意识到，她必须停止将软弱作为武器，停止将疾病作为她的权力和力量的体现。她其实一直意识到潜在问题的严重性，但将其作为一个秘密，因为她不相信有任何人能够理解。

对于以前的治疗经历，患者最常见的抱怨是，他们不知道治疗是怎么回事，或者他们觉得他们的问题没有被理解。无论患者是接受长期治疗还是只接受咨询，治疗师一定要在第一次治疗中就告知患者并详细说明，这种疾病是可以被理解的，而且他们可以获得帮助。许多接受过治疗的人抱怨说，他们发现与治疗师交谈很困难，面谈过程中出现了长时间的沉默，或者对于治疗师专注的话题，他们却认为无关紧要或无法理解。重要的是，要向患者详细解释这种疾病是怎么一回事。让大多数患者感到惊讶的是，原来人们对这种疾病有如此多的了解，而且他们原本以为是个人秘密的想法和感受也会被其他人表达出来，有时连表述的语言都完全相同。可以通过对相关问题进行详细的提问或解释性谈话的形式来建立这种初步的理解感，如何进行将取决于患者的沟通能力。有些人不愿意自发地说话，那么就需要进行详细的解释。另一些人则希望确保他们所说的话被倾听和理解；他们对提问的反应更好。如果事情进展顺利，患者通常会问："你自己有这种感受吗？"这表明她觉得讨论的内容是相关的。重要的是不要表现得无所不知，或者好像你有读心术的能力。我会强调，"我所知道的是我从其他厌食症患者那里学到的"，尽管他们不喜欢这样，因为他们希望自己是独一无二的。

我想举一个例子，来自我与海伦的第一次面谈。她是一个 17 岁的女孩，她的治疗师觉得治疗没有进展，所以要求她来我这里进行咨询。她不愿意说话，甚至不愿意承认自己生病了。海伦证实，她只是静静地坐在那里，并对花钱治疗而时间没有被好好利用的事实感到不满。我从中得到的信息是，在这种情景下，我需要主导对话。我解释说，我从其他有同样情况的年轻人那里学到了一些一般原则。我对海伦说了以下的话：

> 我学到的主要内容是，对节食的担心，对瘦弱或肥胖的担心，只是一个掩护。这并不是真正的疾病。真正的疾病与你对自己的感觉有关。

> 有一个奇特的矛盾是，每个人都认为你做得很好，每个人都认为你很棒，但你真正的问题是，你认为自己不够好。你害怕做不到你认为自己应该做到的事。你有一种巨大的恐惧，即害怕自己是平凡的，或者是普通的，或者只是不够好。这种奇特的节食方式就是从这种焦虑开始的。你想证明你有控制力，你能

做到这一点。它的奇特之处在于，它让你对自己感觉良好，让你觉得"我可以完成一些事情""我可以做别人做不到的事情"，然后你开始认为你有这些优点，你可以看不起所有人，他们邋遢，没有自我控制和管理能力。

这种优越感只有一个问题，那就是它不能解决你的问题，因为你真正想要的是在感到快乐和健康的同时对自己感觉良好。矛盾的是，你已经开始为自己的不健康而感觉良好。

这时，她看我的眼神已经有了变化。她刚进来的时候是庄重的、沉闷的、低沉的，但却带着一种挑衅的表情，似乎在说："我谅你也不敢告诉我这是什么情况。"而她现在表现出半信半疑的表情：也许可以学习一些什么。她开始提供一些关于她的背景、父母、兄弟姐妹和在校经历的信息。我接着说：

这是一个很大的问题。我从许多孩子那里听到了同样的话，所以我想你也有这个问题。他们总是在做人们期望的事，但从不知道他们自己想要什么。在收到礼物时，他们非常感谢别人给他们礼物，但从来没有觉得他们收到的礼物是自己真正想要的。尽管如此，他们还是不知道该要求什么。有些人甚至害怕没有自己的思想，或者没有自己生活的权利，他们一直在做人们期望的事情。你做过的最大胆的事情是什么？（海伦没有回应）我指的是你做的事情，那些因为你想做，而不是因为别人希望你做或是你为了取悦别人而做的事情。也许你想不出什么，因为你从来不知道你有权过自己的生活。你想要建立"我可以做我想做的事，我可以用我想要的方式，而不是用其他人的方式来做"这一信念，而你生病恰恰是为此付出的最大努力。但这是一种非常痛苦的方式，因为它意味着放弃你自己的舒适，意味着牺牲你真正想要的乐趣。

现在你做到了，在六个月内减掉了35磅（约为15.9千克），你展现了这意味着多大的痛苦。你一定拒绝自己在饥饿时进食，尽管实际上你总是在想食物和你想吃多少，只是你不允许自己这样做。这就是一个严重的问题：为什么健康的孩子会拒绝自己享受生活？我从许多人那里听说（我不知道这是否适用于你，但我非常肯定你的情况也类似），他们不允许自己享受生活，因为他们感到罪恶，为没有达到他们应该达到的目标而感到内疚，为有做完全不同的事情的想法而感到内疚。即使在学校和其他事情上取得了所有的成功，他们也有很多不满，依然要逼迫自己，因为他们总是担心做得不够好。他们也有愤怒和嫉妒，因为他们拒绝让自己享受悠闲或做自己真正想做的事情。因此，让人们极为困惑的是为何你会强迫自己做一些事情，比如不吃东西，但这不是你真正想做的。你为做这件事感到内疚，但你也不知道你自己想做什么。真正困扰你的是，你甚至不知道自己对生活有什么期待，也不知道什么会让你快乐。直到这个疾病显现出来，对食物的思考掩盖了一切。

这时，我需要给出一个解释，对食物的执迷与饥饿状态直接相关，只要食物被剥夺，对食物的执迷就会持续下去：

你认为只有当你做了一些非常特别或伟大而耀眼的事情时，你的父母和其他你关心的人才会对你印象深刻，并钦佩你是超级特别的。我不知道你对荣耀的特殊渴望，但我肯定你不会满足于任何普通的东西。

正是这种必须做一些非常特别的事情的义务感，使你的生活如此艰难和沉闷，使你如此强迫自己工作。有些人觉得挨饿会使事情变得更简单，因为他们为自己能够做到这一点而感到非常高兴。在很短的时间内，他们感觉好像所有的压力都消失了。事实上，吃任何东西都会让你不安，因为这种变瘦的自豪感似乎是对一切都会好起来的保证。

这将问题引向另一个领域。海伦在高中的最后一年的成绩相当高，比以前好，但她还是不满意："我认为我可以做得比现在更好。"我回答说：

很多不快乐来自你的朋友不像你那样想要那么多，或者其他人并不真正理解你，你变得有点孤独和不安。我听到许多人说，他们觉得自己不是群体中真正的一部分。他们甚至觉得其他人很马虎，不关心重要的事情，或者很冷漠，很粗俗。但这让人身处一个非常孤独的位置，如此努力，做得最好，发现自己很优越，却很孤独。

对于各种症状的公开讨论很重要，我说：

　　许多人说他们感到饱了，他们不需要吃东西，他们已经吃得足够了。实际上，他们痛恨吃得更多，痛恨温暖，痛恨不那么骨感。他们说他们喜欢瘦，但我从许多人那里知道，他们连坐下来都感觉很疼，在学校待上一天都是巨大的痛苦。还有一些人一直感到寒冷，但他们否认这种痛苦的存在。有一件事你不知道，但我可以告诉你，这种痛苦不是解决问题的方法。它让你觉得自己很特别，但它没有给你你真正想要和需要的东西，它不能抹去你不快乐的感觉。你需要感到你是在过自己的生活，感到自己的价值，感到你所做的是你自己真正想要的。你有权做这一切而不感到内疚，无论是你有野心还是在学校做得不够好，或是允许自己成为一个享受生活的人。许多真正困扰你的事情是这样的，你甚至不愿意向自己承认它们的存在。此刻，你对自己如此瘦弱感到非常自豪，以至于你为之牺牲了其他一切。要想恢复健康，你需要新的、更大的牺牲——放弃这种不自然的自豪感，这种自豪感算不上什么成就。

　　海伦的情况也是如此。对于那些已经患病并接受各种形式治疗多年的患者，以及那些对为他们缓解不快乐寻找帮助的可能性相当怀疑的人来说，当治疗重点放在找出他们想要和期望的东西时，他们就会放松和敞开心扉。当然，这只是治疗的一个开始，除了给他们带来一线希望，即他们的问题可以被理解并可能被解决之外，并没有带来更多的改善。这不会突然消除他们在生活中的所有错误，也不会动摇他们在这些错误的基础上追求目标的坚定决心。但是，一旦明确指出让他们遭受痛苦的是内心的怀疑和不确定，而不是进食障碍，他们对这一点的认同就会成为一条引线，让他们在走出否认、矛盾和决心不改变（这也是神经性厌食的治疗中患者表现出来的特点）的迷宫的过程中坚持下去。

即使患者对精神病学治疗持有敌对态度也并不能排除建立合作关系的可能性。伊尔玛在经历了一年半的厌食症后，因体重过低而被送进医院，这是相当危险的。当她的医生建议她去看心理医生时，她对医生大喊："你疯了！我不会去找一个疯子医生！"几个月后，当她来咨询时，她攻击了她的母亲："你把我拉到这里。我不打算说一个字。"但她开始回答几个方向性的问题，说体重下降是在她突然从大学辍学后发生的。她觉得她上大学的唯一原因是为了取悦她的父母。她现在正在做一份她不喜欢的工作，但她不知道自己想做什么，该做什么。她母亲离开房间后，伊尔玛的怒火重新燃起："求你了，妈妈，不要让我留在这里，我只会变得更糟。""我想离开这里，我恨你，我恨她，我恨所有人，我只想离开这里！"当被问到从什么时候开始感觉到如此多的仇恨和被所有人影响时，她否定道："我不觉得被所有人打扰。我有很多我喜欢的朋友。"当我回答说"从你所说的情况来看，你在生活中遇到了许多不讲情面的人，让我们看看这是怎么发生的"时，她喊道："我没有这么说。你在添油加醋篡改我的意思！"我说："哦，我理解的是你说你讨厌所有人。我为得出错误的结论而道歉。"她的回答是："我真的不讨厌所有人。我不是那个意思。"

　　此时，她的哭声已经停止，我询问了她与父母的关系："从我听到你说的来看，以及你反复说，你的父母有点过度影响了你。听起来好像你的父母在告诉你该做什么。我听到你说的另一件事是，你觉得你从来没有机会设定自己的目标，也没有找到自己想要的东西。多谈一些这方面的问题可能会有一些帮助。也许你可以发现你真正想要的东西。"伊尔玛说："每当我说我要辞职时，他们就会说，'好吧，别继续了，如果你想辞职就辞职吧'。然后他们会说，'但是'……然后给我 20 个我不应该辞职的理由。我去年终于辞职了，我证明他们是对的，我什么都做不了。"当我建议讨论这些事情可能会有帮助时，她又回到了以前的状态，富有攻击性："这让我感觉很疯狂。我一直有这样的想法，去看心理医生的人都是疯子。"但她认同，这种恐惧可能是不合理的，了解这种恐惧背后的原因将有助于她解决深层次的不满和不快乐。

在第二次访谈中，伊尔玛显得很放松和顺从，并畅谈了她的背景，以及她和她的姐姐为何感到是在被迫学习和上大学。姐姐一直很叛逆，伊尔玛觉得她有义务向父母弥补姐姐的过失。她谈到了她的母亲："她已经控制了我的生活这么久，现在我必须控制她。"母亲坚持让她们去城外的大学读书，"为了让我们独立"。伊尔玛对此感到束手无策，如果她想独立，她就仍然要做母亲希望她做的事。她以前觉得和母亲很亲近，但现在她认识到，当母亲与孩子之间过于紧密，以至于他们不得不为摆脱母亲的束缚而斗争时，事情就不对了。然后她要求我帮助她睡觉，尽管她知道是饥饿让她无法入睡。她在晚上变得非常沮丧，以至于暴食，然后变得更加沮丧。"我真的一辈子都在努力不给他们添麻烦，而现在我对自己给他们添麻烦感到非常内疚。"她说道。我们所讨论的内容被总结为："有一些事情你甚至不知道，你有权利和义务过你自己的生活。而这正是治疗可以帮助你的地方。这就是心理医生的工作，帮助你找出你真正想要的生活。"这时，她接受了治疗。

****

一次成功的初次面谈只是唤起了人们对治疗可能有用的想法，即存在可以理解的潜在可能，并可能有机会改变。它并没有消除固有的治疗困难，这些困难与这些女孩的个性特征和整体发展有关。她们觉得自己已经找到了完美的解决方案，并会在很长一段时间内坚持对体重的关注。即使在治疗早期纠正了严重的营养不良（这几乎是通过违背患者的意愿达成的），患者也会坚持认为必须对他们的身体进行控制。体重曲线的起伏往往反映了正在发生的事情：僵化地坚持一个过时的立场，或因为面对曾经大力否认的问题和难题而感到焦虑。厌食症患者经常不愿意谈论他们的体重，也不愿意体重问题被提及，而治疗师可能会顺从这一要求。我认为这是不利于治疗的。与体重变化有关的问题为心理治疗的探索提供了重要的材料。只有当患者对自己的身体有了平和的态度，并以她自己的身份而不是作为一个被严格控制的有机体来面对世界时，这些重要的潜在问题才会真正成为治疗探索的对象。

厌食症的心理治疗任务是通过唤起患者对源自她内心的冲动、感觉和需要的认识，帮助她寻求自主性和自我导向的身份认同。治疗重点必须放在以下几个方面：（1）患者自我表达的失败；（2）在组织和表达需求的能力和概念上的缺陷；（3）与他人交往的困难。治疗试图修复概念上的缺陷和扭曲、根深蒂固的不满和孤独感，以及对无能的看法。

治疗师的任务是警惕和认识到患者的任何自发行为和表达。要做到这一点，治疗师必须密切注意患者在对过去的回忆中出现的差异，以及她对当前事件的误解或错误解释，对此她会做出不适当的反应。治疗师必须诚实地确认或纠正患者所传达的信息。当对与信息相关的"何时、何地、何人及如何"进行详细审视时，真实或幻想的困难和情绪压力将成为焦点，患者将发现隐藏在她异常饮食行为表面之下的问题。所有这些都要求治疗师敏感地认识到患者自己的贡献，她会因此体验到她所表达的东西被倾听，这是她在早期发展中被剥夺的东西。许多人抱怨说，在以前的治疗经历中没有发生过这种情况。

　　我在本书中介绍的疾病发展图景是基于我在对许多不同的患者进行心理治疗时学到的东西。治疗的目的是将患者从其早期经历的扭曲影响中解放出来，鼓励他们以更真实的方式看待自己的发展。这是一项艰巨的任务，因为患者会坚持他们扭曲的概念，即他们身处其中的虚假现实，因为这代表了他们获得经验和进行交流的唯一方式；他们只会慢慢地、不情愿地放下这些。他们的整个生活是建立在某些错误的假设之上的，这些假设需要被揭露和纠正。在内心深处，每个厌食症患者都确信她的基本人格是有缺陷的、粗俗的、不够好的，自己是"地球上的渣滓"，她所有的努力都是为了掩盖她的先天不足这一致命的缺陷。她还确信，她周围的人、她的家人和朋友以及整个世界都在用不赞成的眼光看着她，准备扑上去批评她。厌食症患者在其顺利运转的家庭中对人类行为和互动形成的理解是一种令人惊讶的嘲讽和悲观主义。

　　治疗必须帮助患者揭示这些信念的错误，让她认识到她有自己的实质价值，她不需要人为造成的超完美的紧张和压力。我已经强调，有必要让厌食症患者面对她的行为也会引起他人焦虑和内疚的事实。帮助她意识到她的行为和态度对他人有影响，甚至是负面的影响，可能是她发现自己并非完全无用的第一步。这项工作的先决条件是建立信任和可靠的关系，而要发展这种关系，重要的是，即使是轻微的、看似无辜的歪曲和误导也要得到承认和认可。

对厌食症患者的治疗涉及诚实的沟通这一严重问题。作为一个群体，他们具有操纵和欺骗行为；在他们击败增重计划的努力中，任何事情都会发生。你必须从一开始就确定，心理治疗针对的是他们内心的自我怀疑，而不是体重和节食。原则上，厌食症患者会抵制治疗。他们觉得在极度消瘦的情况下，他们找到了解决问题的完美办法，他们获得了他们一生都缺少的尊重。他们不抱怨自己的状况；相反，他们以此为荣。然而，尽管如此，大多数人还是会意识到他们对待生活的方式有问题，他们需要帮助以解决他们的不快乐。治疗条件和问题因患者而异。对于那些陷入暴饮暴食的人来说，治疗是最困难的，他们身上不诚实的因素要多得多。每当他们面对激起焦虑的情况时，他们不是解决问题，而是沉溺于狂吃；他们不愿意为了过上更好的生活这一看似可疑的好处而放弃逃避。但最终他们不得不面对基本问题。带有欺骗性的方法越早被发现和阻止，有效治愈疾病的可能性就越大。

一个严重拖延治疗进度但经常被忽视的因素是，这些年轻人在接受治疗时可能会有巨大的顺从性，他们一生都是以过度顺从的方式生活。他们同意治疗师所讲的一切，会给出详细说明，甚至编造他们觉得治疗师想听的材料。这是解释性治疗在这种情况下如此无效的另一个原因。厌食症患者会同意治疗师所讲的内容，并在不同的背景下引用它们，但实际上他们觉得这些内容没有任何意义。

在尽职尽责和顺从地同意的同时，厌食症患者珍惜自己的秘密想法，即他们所讨论的事情并不是这样的。在整个童年时期，他们一直在进行"双轨"生活，即表面上同意他人对他们的要求，但暗地里却以"我知道得更多"的想法做出否认。基于认为成年人是错的这种内在的认识，有些人会详细解释他们的完整感、个性，他们并非一无是处或给人一种"可被吞下去"的感觉，当然，他们不会公开表达这些想法。如果治疗进行得太过顺利，而且他们对所讨论的一切都有一种准备好的同意，治疗师就必须向自己提出一个问题："她真正的想法是什么？"假性同意可能出现在他们所讨论的每一个领域，包括在回顾他们的背景和家庭生活时，在谈论朋友时，在解释他们的自我概念时，或在表达他们对体重和饮食的态度时。假性同意也会出现在关于治疗目标的讨论中，特别是关于"长大"和"成熟"的问题。许多人都会欣然同意将此作为他们的目标，即他们想成为独立的人，尽管他们的全部行为反映了他们对成年的恐惧和不愿意长大的决心。

这样的内在矛盾在珍妮特的行为中表现得淋漓尽致。经过三年的厌食，她声称她对自己的低体重感到不高兴。她意识到自己与其他厌食症患者不同，那些患者说他们不想增重，抗议增重这种要求，并会采取各种欺骗手段来减缓这一过程。问题是，那些提出抗议的人确实以合理的速度增加了体重，而她尽管表示完全同意增重，但在漫长的住院期间，她的体重增长得非常缓慢。之后，她的体重又下降了，尽管她一再声明她多么渴望增重。只有当正常体重成为一种实际需要（进入研究生院）时，她才承认，在这些年声称她想增重的过程中，她内心的信念其实是"我不会，我不会"。她在内心是如此反对增重，以至于她一直确信她的身体会通过不增重来配合自己。她承认："我知道自己不想成熟，不想有一个女性的身体，这是一个孩子看待生活的方式。我从来没有想过要长大，我总是觉得我应该在父母的家里继续做一个孩子。"她曾是一名出色的学生，但她认为自己只是在做别人期望她做的事，所有这些成就对她自己而言都是无用的。在治疗帮助她认识到她有能力过自己的生活后，她才允许公开自己秘密的保留意见。

变化和进步的迹象往往是微小的，它们需要得到治疗师的认可，这样患者才会相信他们有能力改变。凯伦在高中的最后一年变得抑郁和厌食，她确信其他人不喜欢她，也不尊重她，因为她有"肚子"。积累的证据表明，她从幼儿园开始就感到不安全，甚至在当时的群体中也不被接受，因为她不够"好"，但她一直在为避免沦为平庸之人而奋斗。她非常详细地描述了"贵族"和"劳工"之间的差异，以及命运是如何由人们在初中和高中的地位决定的。在后来阐述这个话题时，她有一点轻微的犹豫和姿势的变化，我注意到了这一点。她用完全不同的语气纠正自己，说这不是真的，她年轻时羡慕的那些女孩既没有在学业上，也没有在社会地位上比别人更成功。这只不过是她认为自己身材的胖瘦和肚子的平坦程度决定了她的地位和吸引力的信念中出现的第一个裂缝。她的反应很好，因为她诚实地承认了自己思维中的一个错误，这是一个好兆头，说明她可以学会纠正那些令人痛苦和困扰的信念中的其他错误，这些信念曾主导着她的自我概念。

几周后，在见到另一个厌食症患者时，凯伦也有类似的纠正性见解："我刚刚和一个厌食症女孩谈完话，在听她说话时，我意识到在神经性厌食的情况下，自己身上发生的欺骗性行为。她说当她抑郁的时候，她就不能吃东西，我意识到这不是真的。她让我意识到我曾经多么愚蠢，竟然如此极端地担忧自己的胃和体重。"这当然不是她对自我价值的焦虑的结束，但她现在会用一句略带玩笑的话来宣布厌食症症状的复发——"雾又来了"，她用这句话来对比目前的状态与她不关注自己体重时的清晰感觉。

****

露西的所有行为都显得异常僵硬。在治疗期间，她会坐得笔直，一动不动，并以某种机械的方式背诵她一天的活动。有一天，她走进来，躺在沙发上，身体向后倾斜，明显放松下来，真诚地感叹道："天哪，坐下来的感觉真好！这只是其中的一天。"她阐述了她生活中出现的许多问题，以及她是如何匆匆忙忙地过了一整天。这看起来可能是一件小事，但对于露西来说，她能承认自己的虚弱和疲劳、恼怒的感觉和放松的愿望，这几乎是革命性的。这并不是她过分妥当和过分礼貌的行为的结束。但这是一个值得回忆的日子，她可以接受自己的感受，而不是总是被迫不断地进行严格的控制，并且从不显露它们。

这种变化发生在许多方面。随着自我概念的改善和思维方式的成熟，患者对其成长背景和发展的记忆方式也会发生变化。随着他们更积极地参与治疗，他们逐渐认识到，事情并非只是发生了，他们自己在看似顺从和夸大期望的生活中也发挥了积极作用。

在疾病症状最严重的阶段，厌食症患者是如此专注于他们在别人眼中的形象，不断专注于证明他们的优越性或伪装他们的劣势，以至于他们的交流风格相当呆板，他们要么经常自命不凡，要么总是死气沉沉，完全缺乏幽默感。对治疗师来说，重要的是在交流中要使用简单、朴实、毫不含糊的语言。只要有可能，我就会使用口语化的表达方式；如果能用轻松的语气说些什么，那就更好了。厌食症患者对自己和自己的症状如此认真，以至于有些人的反应就像他们被讽刺了一样（这是绝对要避免的语气）。但是，如果轻描淡写的评论是以友好、善意的方式给出的，这种理解上的差异可能会让他们开始审视自己愤世嫉俗的看法。渐渐地，即使是最沉闷的厌食症患者也会认识到，她吃的每一口饭都不会是震惊世界的事件，也不会是感到绝望的完美理由。

对于很多患者，我会更多地使用我在日常生活中的经历来说明一些问题。在对儿童的咨询中，很容易提供正常的自我主张或建设性竞争的好例子，或者是儿童以幼稚的方式解释经验的方式，这些在厌食症患者的思维中往往是可以识别的。有时，另一个患者的故事（当然是匿名的）中的一个情节可能会澄清这个患者未能在自己身上认识到的东西。当我告诉露西那个讨厌威斯敏斯特教堂（Westminster Abbey）的女孩的故事（因为她的父亲会"强迫"她去那里）时，露西认识到了这个女孩的错误观念。每次女孩的家人访问伦敦，她的建筑师父亲都会去参观大教堂。女儿去过几次后，本想和母亲一起去购物，但她觉得如果她不和父亲一起去，父亲就会很生气、很伤心，然后她会因为让父亲失望而感到内疚。因此，她觉得自己是被迫陪他去教堂的。对此，露西的反应是："这和我感到被迫吃甜点一样。"她一直认为，她的父亲喜欢吃甜食，如果她不吃甜点，准备甜点的厨师就会失望，所以她感到"被强迫"。她反复提出关于甜点的故事，作为事实胁迫的证据，并总是补充说："至少他们不能强迫我享受它。"听

到另一个女孩在完全不同的情况下有类似的反应，有助于
她认识到自己反应的扭曲。

　　这是露西从其他错误的信念中解脱出来的开始。一段
时间后，她谈到她真的很喜欢听一个朋友弹钢琴，但这同
时也让她感到很难过。虽然她是一个很好的音乐家，但她
从来没有喜欢过弹钢琴，因为她觉得自己是被迫上钢琴课
的。在认识到这种感觉中不现实的一面后，她现在觉得可
以自由地享受音乐，并决定再次参加钢琴课，这次是因为
她想要这样做。

****

　　厌食症患者与他人的愉快相处在很大程度上是为了避
免出现任何可能的分歧。然而，心理治疗是一个过程，在
这个过程中，错误的假设和态度被识别、定义和挑战，从
而可以让厌食症患者放弃它们。重要的是要慢慢进行，并
使用具体的小事件来说明某些错误的假设或不合逻辑的推
论。整个工作需要通过重新审视生活中实际发生的事件来
完成，在影响相对较小的事件出现时对其加以利用。大多
数患者会通过顺从地讨论任何内容来避免冲突。这时一个

新的情况出现了，对治疗师来说，显然先前似乎已经解释过的东西并没有被真正整合。

玛拉在这方面是个老手。像其他厌食症患者一样，她被空虚的感觉所困扰，不知道自己该扮演什么角色，讨厌自己发胖，但她主要是被这个问题困扰："为什么要有人喜欢我？"而她已经接受了超过一年的治疗。这一年来，产生这些感觉的可能原因被反复讨论，她也在许多场合表示大家完全可以放心，说她现在觉得自己是真正的自己。几周后发生的一些事情表明了她的破坏机制是如何悄悄地发挥作用的。她很有礼貌地听取了解释，但在内心深处将其化为乌有。她从未表现出情绪，从未纠正或抗议过任何表述。

有一次，在一次购物旅行中，玛拉突然被一个问题折磨："我想成为谁？"她震惊地发现自己又陷入了角色扮演，再次被这个问题所困扰："我是什么？当我独自一人时，我无法定义我是什么样子的。我可以看到我的一些独特之处，但我看不到那些能定义我的东西。我看不出人们为什么喜欢我。我真正担心的是我会放弃，然后我就会恨我自己。"像以前一样，她会把这句话当作事实来背诵，她一直都知道这一点，她不配。

　　我再次告诉她："每个患了这种病的女孩都带着某些信念和生活规则生活，这些信念和规则不仅没有帮助，而且完全是有害的。你所表达的'如果我发胖，我就恨我自己'就是这种错误假设的一个夸张的例子。你或你的身体没有任何可恨之处。当我说这样的话时，你似乎同意，但你并不真正相信它。这样一来，我们就忽略了真正的问题，你也没有探索这种错误信念的想法。只要你决心不争论，你就会坚持你的秘密信念。就学习或改变任何事情而言，这是一个死胡同。"

　　这一次，她把她对被欺骗的恐惧与她在家庭中总是感到被欺骗的方式联系起来，因为当她痛苦的时候没有人注意她。"我一直觉得我在过一种假的生活，总是在害怕失败。"她说道。这一次，她真的听明白了我的解释，那就是她认为真实的自我不够好的持续焦虑迫使她进入这种虚假的生活，始终被"我是谁"的问题所困扰。我向她解释说，这种自我评价是疾病的本质，只有当她接受真正的自我（尽管可能是还未发展完全的自我，但对她来说也是足够好的），她才能摆脱疾病。

　　在这次会谈之后，玛拉逐渐放宽了对自己的过度要求。在此之前，只有那些需要付出极大努力的工作才会给她带来成就感；那些她喜欢的或容易完成的工作是不值得的。她在社交方面变得更加自如，并开始享受友谊，而不再把友谊视为能证明自己的东西。她的体重逐渐上升到正常水平，她感到有些好笑，因为当她突破她的许多"天花板"时，她发现这些并不重要，并为此感到有些惊讶。她的体重经过一些起伏后，稳定在患病前的水平，所以她可以吃东西并享受食物。一段时间后，一个新来的厌食症女孩看到玛拉离开办公室时问道："那个面带微笑的女孩怎么样了？她也得了这种病吗？"看到那张笑脸，她就放心了，有希望解决疾病的深层痛苦，她也可能期待再次享受生活。

****

厌食症患者获得对自己能力的信任和对自己价值的确信是一个缓慢的过程，需要在许多不同的领域进行探索。自己不够好和不值得的信念是如此根深蒂固且长期存在，以至于每当他们遇到最轻微的自我怀疑或异议时，他们就会退回到优越感的面具后面。厌食症患者和其他患者一样，只是更加害怕改变，害怕放弃他们赖以生存的虚假现实。由于缺乏内在的指引，他们过分依赖周围人的赞美和喜爱。只有当他们能在别人眼中保持完美的形象时，他们才会感到安全，不会受到责备和批评。厌食症患者的这种需要在治疗过程中支配着他们的行为，也使治疗师面临着双重任务。治疗师必须不同意他们错误的假设，同时还要支持、鼓励或激发他们积极的自我形象的潜力。只有在信任的治疗师对其个人资质和能力表现出真正的兴趣和欣赏，以及真正相信他们有自己的人格时，患者才会放下消极的自我形象和对被谴责为无足轻重的人的恐惧。这就要求治疗师区分患者真实和表面的表现。

如果在治疗过程中，治疗师持续关注患者的自我怀疑、优柔寡断和自我贬低，那么进展就将逐渐体现出来，在生活的许多方面，患者会越来越依赖自己的感觉和思维，表现出更多的自我接纳，对她们的身体和进入成年期也表现出更加接纳和自豪的态度。

进步的一个重要标志是发展新的友谊。在疾病的急性期，厌食症患者是完全孤立和以自我为中心的。随着病情的改善，他们对他人更感兴趣，并渴望得到温暖和亲切的关系。由于多年来没有和他人接触，他们往往需要在人际关系方面得到帮助，甚至更需要知道一个人可以在友谊中合理地期待什么。作为儿童，他们被父母高估了，所以如果没有持续的赞美和积极的强化，或者有任何分歧或批评，那么他们很容易感到被拒绝。他们在发展有意义的异性关系方面进展缓慢。有些人非常希望自己被认为是有吸引力的，而与许多人交往的作用是使他们确信自己的吸引力。另一些人则坚持认为爱情会治愈他们，会使所有的困难消失，结果是那些年轻的男人总是迅速离开，以逃避这个超人般的任务。对婚姻的承诺通常被推迟，直到他们测试出自己的能力，感到独立和自由，并在内心变得安全和自立。

我有个习惯。我会在治疗结束时问我的患者，他们对得过这种病有什么感觉，治疗起到了什么作用。没有人对曾经患过厌食症表示后悔。大多数人认为，如果没有治疗，他们可能会坚持对家庭过度依赖的态度，或者可能在其他方面出现精神问题。有些人会为他们曾经的心态和在那段时间所有不成熟和幼稚的行为感到尴尬。他们曾试图通过挨饿来解决自己的问题，并试图成为并非他们真正自我的那种人，这种想法现在已经变得不可理解了。在被问到如果没有治疗，他们是否会获得这种成熟和新的幸福感时，他们都回答说不可能做到。他们觉得治疗的最大好处是他们更好地了解了自己和他人，他们对自己的父母以及他们与父母的关系有了不同的看法。特别是他们更好地了解了其他年轻人，他们认为这对生活有好处。

当娜奥米被问及如果不接受治疗她会怎样时，她毫不犹豫地回答说："我想我的体重可能永远不会超过 85 磅（约为 38.5 千克），而且会一直对体重感到歇斯底里。我可能会成为一个非常不放松的人。虽然我可能在事业上表现良好，但我会不断担心自己不够好。我想，我对自己是否特别、是否真正出色和是否要讨好家人的担心会一直存在。我不觉得我有权不出众，这几乎是我的基因，因为我认为我的家人都很出色。我在生活中感到心惊胆战，担心自己会成为一个失败者，无法向他们证明我是一个有价值的人。"在她的治疗过程中，"足够好"这个词在很多方面都得到了检验。最初，她对什么是足够好没有概念或感觉："足够意味着当你崩溃的时候，当你的身体不再放弃自己的时候。"渐渐地，她认识到，"足够"意味着"给你所需要给的，而不是你没有的"。现在，她已经从疾病中恢复过来，她想告诉别人："挨饿是没有好处的。饿肚子就会有优越感，这是不对的。"

****

诚然，对这些女孩进行治疗的工作是困难的、缓慢的，有时甚至是令人气愤的。在某种程度上，她们必须在所有多年的虚假存在之后建立起新的、真正的人格。没有什么比看到这些狭隘、僵硬、孤立的生物转变为热情、自发的人，看到她们开始有广泛的兴趣和积极参与生活更有意义了。在患病期间，她们的样子和行为就好像是由同一套竖琴发出的声音，嘴里说着同一张破唱片里的陈词滥调。看到在这些年徒劳无益的自我陶醉之后出现的高度个人化的人格，确实令人激动。

最后，我想说明形象的变化如何反映了厌食症患者从感觉自己是环境的无助的受害者，到成为生活的积极参与者的经历。在治疗的第一年，你在第 2 章中见到的艾达用金笼中的麻雀来描述她在家庭中的地位。她觉得自己并不是为这个家庭而生的。她的家豪华而优雅，而她不想被展示，渴望自己不那么显眼，可以自由走动，表达她自己的想法。在治疗即将结束时，我再次提起她的这个描述，她虽然还记得，但认为自己现在会有不同的解释。被关在笼子里的想法依然存在，但她觉得是她自己创造了这个笼子："一旦你为自己设定了一个模式，你就想达到你认为大家对你的期望。正是这种人为的模式铸成了牢笼，成了让人无法摆脱的东西。"她觉得治疗帮助她打破了这个笼子。她抛弃了建造这个笼子的观念和想法，她现在自由了，站在了牢笼之外。她对自己是谁，对自己的目标和成就感到自豪，不再有创造一种虚假的精神观念的冲动。她对自己的生活感到满意和满足。

译者后记

读者朋友们好，我们是《金色牢笼：厌食症的心理成因与治疗》的三位主译张沁文、朱睿臻和黄骆怡。

我们三人都曾经是神经性厌食的亲历者，现在我们分别是进食障碍的健康传播者、应用心理学的硕士研究生、跨学科人类发展学的硕士研究生。沁文21岁那年，曾因为体重过低而住进重症监护病房并被医生开了病危通知书。在痊愈后，沁文致力于进食障碍的科普工作，包括在自己的社交媒体上以纪录片的形式分享自己康复的经历，组建专业团队 ED Healer 提供基础的疾病科普内容，建立上千人的互助社群，以及策划举办国内首个身材焦虑展览，等等。骆怡刚进入大学不久就在校医的转介下进入了当地医院接受进食障碍的专项住院治疗。住院治疗期间的所见所感鼓舞着她在本科学习心理学和神经科学，也让她更关注自身感受和内心的发展。加入 ED Healer 之后，她参与科普文章的编写，为进食障碍群体提供专业知识和适时支持。对于骆怡来说，参与这本书的翻译也标志着她生活中的重要转变，在翻译的过程中，她从美国加州搬到了美国东部，在宾夕法尼亚大学继续着她对人类发展的探索和研究。而睿臻在自己 20 岁生日的前几天，来到上海市精神卫生中心的临床心理科接受住院治疗。在这里她认识了许多能够理解、包容她的朋友，她终于可以卸下压在身上的重担，允许自己好好休息。一年后，通过自己的努力，她顺利就读于上海交通大学医学院附属精神卫生中心，成为以前住院时给予自己治疗的陈珏主任的学生，继续在进食障碍领域深耕探索。机缘巧合下，她也加入了 ED Healer 组织，认识了一群志同道合的朋友们，与她们一起致力于进食障碍的科普事业。也正是在这样的联结中，我们三人成为密切合作的伙伴，一直在一起努力为传播更专业、严谨和有人情味的知识而付出各自的所有：不断吸收和消化患者群体的需求、不断精进自己的学识、不断思考如何正确且柔和地表达和呈现内容。

很荣幸，我们三人可以有机会再次合作，将这样一本里程碑式的经典书籍带给中国读者。在翻译过程中，睿臻负责第 1 章至第 3 章的翻译；骆怡负责第 4 章至第 6 章和部分前言的翻译；沁文负责再版序及第 7 章、第 8 章的翻译。然而，翻译这本专业性较强且意义非凡的作品并非易事，我们常常会陷入非常感同身受却不知道如何用中文贴切表达的苦恼，也会不断探讨、斟酌如何给读者们提供更好的阅读体验。

在翻译本书的过程中，我们还有太多真切的感动和感悟。

首先，感谢我们彼此在翻译过程中的互相支持和帮助，我们的合作无疑是愉快、振奋人心的。我们会定期互相审译、反复修改，以确保成书的专业性和准确性。希望我们给读者朋友们交出了一份满意的答卷。

其次，感谢陈珏主任和许翼翔博士为本书做审译。在我们科普工作的道路上，陈珏主任一直以来都提供了饱满的爱和支持。进食障碍科普不是一件能够仅仅用爱支撑的工作，其实我们面临着很多困难，也常有挣扎、放弃的念头，但也看到、听到、感受到无数真实的呼救。沁文说，每当遇到困难，她都会进一步思考厌食症这个群体的痛苦和医务人员的付出，也更坚定了自己可以如何做好患者和医务人员之间的桥梁。骆怡格外感激住院期间的治疗团队和医护工作者，她收到了很多治疗以外的关怀和照顾，让她独自一人在海外的康复过程少了一丝煎熬，多了一份温情。对于睿臻而言，医院是一个特别的存在，不仅陪伴她度过了最艰难的时刻，见证了她的康复和成长，也在之后的求学路上继续给予她不一样的支持。但她也知道，对于进食障碍的患者来说，主动求医特别是住院治疗都需要契机和很大的勇气。她希望中国的进食障碍患者可以有更多的求助渠道和资源，也希望大众能够认识和了解这种疾病，对身边潜在的患者多一些支持和帮助，阅读这本书也许是一个很好的开始。

最后，在翻译过程中，我们确实看到了不同时代下进食障碍问题的发展变化，但书中的每一处细节都让处于当代的我们无比感同身受。虽然厌食症患者的性格、经历、所处时代各有不同，但这一疾病背后很多根本的成因并没有太多变化。本书在推进专业人士及公众对进食障碍的认识过程中有着里程碑式的重量，我们很希望能通过本书帮助中国读者理解，厌食症不仅仅是当下的"现代发展病"，无论处于哪个时代，它总会令一部分人深陷于厌食的泥潭之中难以自拔。

我们希望这本书能给曾经受过或现在正在经历进食障碍困扰的朋友，提供支持和理解的回音。希望你们可以挣脱身躯带来的枷锁，冲破牢笼，感受这个真实而美丽的世界，自在地体验生活中的爱与美好，过一个值得过的人生。

张沁文、朱睿臻、黄骆怡

2022 年 12 月 10 日

THE GOLDEN CAGE: The Enigma of Anorexia Nervosa

By Hilde Bruch, M.D., with a New Foreword by Catherine Steiner-Adair, Ed.D.

ISBN：978-0-674-00584-6

Copyright © 1978,2001 by the President and Fellows of Harvard College

Published by arrangement with Harvard University Press through Bardon-Chinese Media Agency.

Simplified Chinese translation copyright © 2023 by China Renmin University Press Co., Ltd.

All Rights Reserved.

北京阅想时代文化发展有限责任公司为中国人民大学出版社有限公司下属的商业新知事业部,致力于经管类优秀出版物(外版书为主)的策划及出版,主要涉及经济管理、金融、投资理财、心理学、成功励志、生活等出版领域,下设"阅想·商业""阅想·财富""阅想·新知""阅想·心理""阅想·生活"以及"阅想·人文"等多条产品线,致力于为国内商业人士提供涵盖先进、前沿的管理理念和思想的专业类图书和趋势类图书,同时也为满足商业人士的内心诉求,打造一系列提倡心理和生活健康的心理学图书和生活管理类图书。

【阅想·发现系列】

面对未知与困难,总有人勇于反思,不断探索,甚至为此付出自己的一生。我们今天的所知,都得益于发现者的开创性贡献。阅想·发现系列将聚焦于讲述不同领域重大发现背后鲜为人知的故事,带你探究和理解科学背后的人性。更多新书即将出版,敬请期待。

《与情绪和解：治疗心理创伤的AEDP疗法》

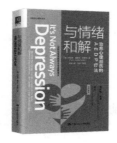

- 这是一本可以改变人们生活的书，书中探讨了我们可以怎样治疗心理问题，怎样从防御式生活状态变为自我导向、目的明确且自然本真的生活状态。
- 学会顺应情绪，释放情绪，与情绪和谐相处，让内心重归宁静，让你在受伤的地方变得更强大。

《拥抱受伤的自己：治愈心理创伤之旅》

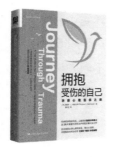

- 一本助你重新拼起心理碎片，从创伤中走出，重获完整自我的专业指南。
- 哈佛医学院研究员、心理学家施梅尔泽博士近30年重复性创伤治疗经验的集大成之作。
- 北京师范大学心理学教授、博士生导师、中国首批创伤治疗师王建平教授作序推荐。